10分钟中医保健家庭疗法系列丛书

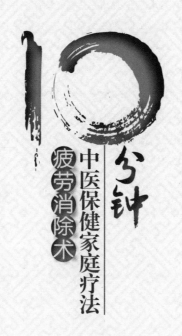

中医保健家庭疗法

疲劳消除术

主　编　郭长青　王春久　杨　雪

编　委　郭　妍　王　彤　舒　琦

付昕怡　陈烯琳　谢汶姗

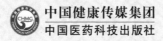

中国健康传媒集团

中国医药科技出版社

内 容 提 要

　　本书是《10分钟中医保健家庭疗法系列丛书》之一。全书共分为四章，分别介绍了眼脑疲劳消除术、肢体疲劳消除术、运动疲劳消除术、日常疲劳消除术。附篇介绍了身心疲劳消除术，附录部分则介绍了消除疲劳的常用穴位取穴法和常用按摩手法。各部分内容均力求简便易懂，高效实用，并配以精美的插图，以求形象直观，便于读者理解运用，从而为疲劳人群提供指导和帮助。

图书在版编目（CIP）数据

　　10分钟中医保健家庭疗法疲劳消除术 / 郭长青，王春久，杨雪主编. — 北京：中国医药科技出版社，2020.4
　　（10分钟中医保健家庭疗法系列丛书）
　　ISBN 978-7-5214-1603-9

　　Ⅰ. ①1… 　Ⅱ. ①郭… ②王… ③杨… 　Ⅲ. ①疲劳（生理）—针灸疗法 ②疲劳（生理）—推拿 　Ⅳ. ① R24

　　中国版本图书馆 CIP 数据核字（2020）第 026519 号

美术编辑　　陈君杞
版式设计　　锋尚设计

出版　**中国健康传媒集团 | 中国医药科技出版社**
地址　北京市海淀区文慧园北路甲 22 号
邮编　100082
电话　发行：010-62227427　邮购：010-62236938
网址　www.cmstp.com
规格　710 × 1000mm 　$^{1}/_{16}$
印张　15
字数　194 千字
版次　2020 年 4 月第 1 版
印次　2020 年 4 月第 1 次印刷
印刷　三河市万龙印装有限公司
经销　全国各地新华书店
书号　ISBN 978-7-5214-1603-9
定价　49.00 元

获取新书信息、投稿、为图书纠错，请扫码联系我们。

总 前 言

随着社会的日益进步和人们工作生活节奏的加快，人们的生活状态和疾病谱发生了很大变化。社会生产力的提高使人们的物质生活得到了极大满足，同时紧张的生活节奏和工作习惯也使人们产生一系列健康问题，比如慢性疲劳、头痛、腰痛、胃痛等。为了帮助现代人使用最少的时间科学合理地解决这些问题，我们特别组织有关专家编写了这套《10分钟中医保健家庭疗法系列丛书》。

本套丛书共6本，包括《10分钟中医保健家庭疗法美容术》《10分钟中医保健家庭疗法健脑术》《10分钟中医保健家庭疗法疲劳消除术》《10分钟中医保健家庭疗法头痛缓解术》《10分钟中医保健家庭疗法腰腿痛缓解术》《10分钟中医保健家庭疗法胃痛缓解术》。为了增强此套书的可读性、实用性，我们尽可能做到文字通俗易懂，方法简便实用，内容充实全面，希望对广大读者有所裨益。

郭长青

2019 年 10 月

编写说明

　　随着社会的进步和人们生活节奏的加快，疲劳已成为一个普遍的大众健康问题，极大地困扰着现代社会中的人们。

　　如何消除疲劳，使人们精力充沛地投入到学习生活中去？是否有方法能使人们从疲劳中尽快恢复？答案是肯定的。人们可以通过科学合理的方法从疲劳中尽快恢复。为了帮助疲劳人群，给其提供各种疲劳消除方法和指导原则，我们特组织有关专家整理收集一些简单实用、操作简便且疗效较好的疲劳消除术奉献给大家，希望能对疲劳消除提供指导和帮助。

　　本书是《10分钟中医保健家庭疗法系列丛书》之一，全书共分为4章，分别介绍了眼脑疲劳消除术、肢体疲劳消除术、运动疲劳消除术、日常疲劳消除术，以及附篇身心疲劳消除术等内容，附录部分则介绍了消除疲劳的常用穴位取穴方法和常用的按摩手法。各部分内容均力求简便易懂，高效实用，并配以精美的插图，以求形象直观，便于读者理解运用。

郭长青

2019 年 10 月

目 录

◎

Contents

第四章　日常疲劳消除术　　　091

Chapter
{ 4 }

附 篇 **身心疲劳消除术** 177

Attached article

附　录

Appendix

Chapter
{ 1 }

第一章

眼脑疲劳
消除术

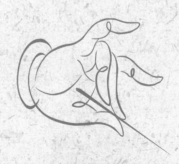

一、眼疲劳的10分钟按摩消除术

长时间看书、看报、看电视、玩手机或从事集中视力的工作时，都会使眼睛产生疲劳，出现头昏、眼胀痛、视物不清等。做眼睛保健按摩可使气血流通，视力得到调节，眼睛疲劳得以解除。

（一）10分钟点穴法

以下每穴点2分钟左右。

1 睛明

用拇指、食指、中指指端均可点压该穴，有明目作用。（图1-1）

2 攒竹

用拇指或中指点按或点揉，有明目作用。（图1-2）

3 鱼腰

操作及功用同上。（图1-3）

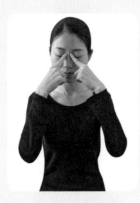
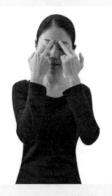
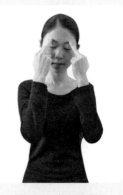

图1-1 点压睛明　　　　图1-2 点压攒竹　　　　图1-3 点压鱼腰

④ 丝竹空

操作及功用同上。

（图1-4）

⑤ 四白

操作及功用同上。

（图1-5）

⑥ 太阳

用中指指端按揉。

（图1-6）

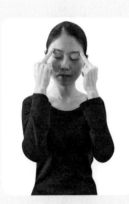
图 1-4 点压丝竹空

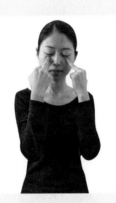
图 1-5 揉按四白

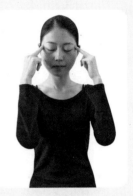
图 1-6 揉按太阳

（二）10分钟自我按摩法

① 抹眉弓

用两手中指和无名指指腹由内向外沿眉弓抹1分钟，有明目清脑作用。
（图1-7）

② 摩眼眶

用食指从睛明穴开始沿眼眶下缘慢慢向眼外角摩推，然后再沿眼眶上缘慢慢推回睛明穴，推摩1分钟，有改善眼周血液运行和调节周围神经的作用。
（图1-8）

③ 闭目动眼

轻轻闭目，双眼球用意念带动，按顺时针和逆时针转动各3圈，计1分钟。有利于减轻眼睛疲劳。

④ 抹眼球

闭目后用双手中指和无名指由内向外，以适当的压力，极缓慢的速度压抹眼球。（图1-9）

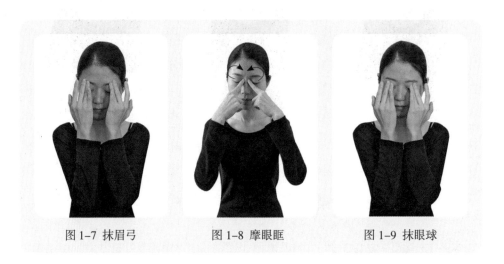

图1-7 抹眉弓　　　　　图1-8 摩眼眶　　　　　图1-9 抹眼球

⑤ 睁眼远看

抹眼球后，眼睛缓慢睁开，并先用力瞪眼片刻，再向远方看去。白天可看远方的树木、建筑物，夜晚看远方的灯光。

⑥ 拿颈项风池

取坐位，用一手拇指按住一侧风池穴，食指中指按压住另一侧风池穴，并相对用力挤按夹捏住两风池穴之间的肌肉，做一松一紧的提捏动作，并向下逐渐移至大椎穴两侧。如此反复数次，有消除颈项肌肉和眼睛疲劳的作用。（图1-10）

7 动肩

　　一肩不动，另一肩尽量向前移动，左右交替进行有解除肩背肌肉疲劳的作用。（图1-11）

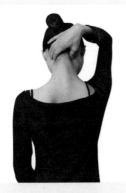 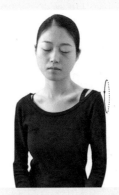

图 1-10 拿颈项风池　　　　　　　　　　图 1-11 动肩

（三）注意事项

① 从事集中视线的工作时，要时常做片刻的休息。或睁眼远看，给眼睛以喘息的机会。

② 要充分摄取富含维生素A、B_1、B_2的食物。

③ 从事开车或打字工作的人，容易持续同一种姿势，要注意消除因此种姿势造成的肌肉紧张，这样也会减轻眼睛的疲劳。

④ 酗酒会影响视力，因此要节制饮酒量。

二、眼疲劳的 10 分钟综合消除术

（一）放松体操

读书或写作感到疲劳时，可做放松体操：直立，上举双臂，双臂或全身放

松，左右提动。要求心静，双目轻闭。

（二）点穴及叩打法

反复揉摩中指的中冲穴（指尖正中），并用手指叩打左、右眉毛正中间处。

（三）指压法

双目轻闭，用中指按住眼睑，拇指帮助向上轻提眼皮3次，再在眼窝下按3次；然后用双手中指从左右外角太阳穴推摩，反复3~4次。最后闭上双眼，用中指指腹按在眼球上，轻按10秒钟左右。

（四）运眼法

为了增加眼睛的灵敏性，消除眼肌疲劳，避免或延缓视力衰退，每天可采取以下3种方法保护眼睛。

1 清晨，在空气新鲜处，闭目，眼球从右到左，再从左到右，各转5次，然后突然睁眼，极目远眺。

2 平静站立或坐，用眼依次注视右上角、左上角、右下角、左下角，反复4~5次。

3 用洗净的双手中指由鼻梁两侧眼内角鼻凹处开始，从上到下环形按摩眼眶，然后眨眼20次。

三、眼疲劳的10分钟淡盐水洗眼消除术

（一）眼疲劳可加速眼睛老化

环视我们的生活环境，几乎到处都有造成眼睛疲劳的因素，如姿势不良、看电视过多、偏食、精神压力、花粉症等。如果眼睛只是短时间产生疲劳现

象，并不构成任何问题，但如此日积月累，待到中老年时，就会过早形成老花眼，还可能产生白内障。为了防止这类眼病的发生，日常应注意随时解除眼睛的疲劳。

（二）淡盐水洗眼的操作方法

1 在脸盆中注入八分满的水，水可以是普通的冷水，但以温水为好。然后再将一大匙普通食盐放入温水中，充分搅匀。待盐完全溶化之后，再将脸放进脸盆中，眼睛睁睁闭闭约5分钟。盐水会刺痛眼睛，但对消除眼睛疲劳极具效果。

2 将脸盆中的盐水倒掉，重新注入干净的清水。然后再将脸浸入水中，睁闭5分钟左右。此时会觉得眼睛视物非常清晰，原先的疲劳感完全消失。由于自然盐中的成分具有促进血液循环，调整体液均衡，活化细胞的功能，所以用盐水清洗眼睛，可有效提高眼部功能。

四、眼疲劳的10分钟云手健眼消除术

（一）云手的功效

"云手"是我国武术、戏曲等的基础动作。长期从事用眼工作的人，每天早晨或工余时间做一做云手练习，对解除眼睛的疲劳和对身体的健康大有益处。

云手练习，要求舒展平缓，动作协调并富有弹性，特别是眼球要在眼睛微闭的情况下，随"主动手"上下左右转动。同时呼吸要有节奏，意守两臂往返活动之中，从而可以松弛眼球肌肉，调节眼的神经。只要按上述要领进行活动，久而久之，可有明目增神之感。如能长期坚持下去，还有预防近视，推迟眼功能衰老的功能。

（二）云手的操作方法

1 两脚开立相当于一个半肩宽，两腿弯曲130°左右。两臂自然侧平举，两手成立拳，目平视前方。

2 两脚不动，上身向右转30°，眼随转动看右掌。

3 身体渐向左回转，右手向头上移动，左手向腋下和胸前移动。在移动中左掌伸直，掌心向里，眼看右手。

4 右手向下，向左肩方向移动，左手向头右上方穿，形成两小臂在胸前交叉姿势，眼睛开始看左手。

5 左手从头的右上方向左移动，右手从左下经脐部向右提起，眼看左手。

6 两臂还原到动作1的位置，然后进行第二次云手练习。

处于上边的手叫主动手。每次可云手10次，10分钟左右，每日可练2～3次。

五、眼疲劳的10分钟保健操消除术

（一）操作方法

1 按揉睛明穴

做时要闭上双眼，用双手拇指或食指的螺纹面按在睛明穴上，挤按鼻根，先向下按，后向上挤，一按一挤为一拍，连做4个8拍。（图1-12）

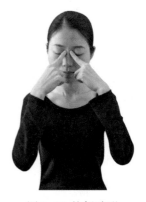

图1-12 按揉睛明

❷ 按揉太阳穴和轮刮眼眶

轮刮眼眶的穴位有5个：攒竹、鱼腰、丝竹空、瞳子髎、承泣。

做时先刮后揉，将左右手的拇指螺纹面，在左右的太阳穴上，其余四指弯曲，用左右食指第二节内侧面轮刮上下眼眶。上眼眶从眉头到眉梢，下眼眶从内眼角到外眼角，先上下，各2拍，轮刮一圈是4拍；再用拇指螺纹面揉太阳穴4拍。一共8拍，连做4个8拍。（图1-13、图1-14）

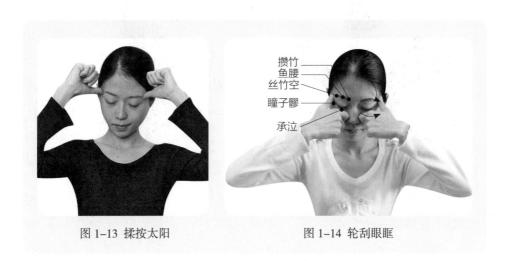

图1-13 揉按太阳　　　　　　　　　图1-14 轮刮眼眶

攒竹
鱼腰
丝竹空
瞳子髎
承泣

❸ 按揉四白穴

按揉时，手指不要移动，按揉面不要太大，连做4个8拍。（图1-15）

❹ 按揉风池穴

两手食指和中指并拢，放在风池穴上，每拍按揉一下，共4个8拍。（图1-16）

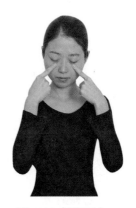

图1-15 揉按四白

⑤ 干洗脸

将两手四指并拢，从鼻翼旁开始，沿鼻梁两侧向上推，一直推到前额；然后顺着两额骨沿太阳穴向下拉，向上推是4拍，向下拉是4拍，共8拍，连做4个8拍。（图1-17）

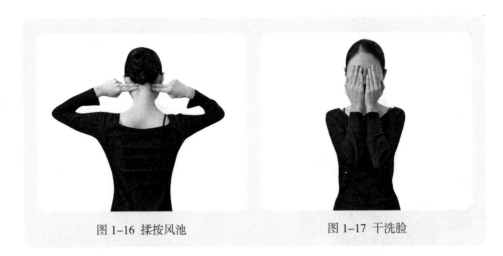

图 1-16 揉按风池   图 1-17 干洗脸

以上保健操一遍用时5分钟，可连续做3遍。

(二) 注意事项

① 做操时手要洗干净，注意力要集中，按揉穴位要准，手法要轻缓，以感到酸胀为宜。不要在皮肤上摩擦，也不要用力过大。

② 做眼睛保健操的时间，以课间操和看书、写字后为好，要坚持下去。

③ 与用眼卫生结合起来才能起到消除眼疲劳的作用。

通过眼保健操压眼周围的穴位和皮肤，增强眼内血液循环，改善神经营养，解除大脑与眼球内过度充血，使血液重新分配。血液循环畅通使眼内调节肌可以排出肌肉积聚的废物，从而消除眼睛疲劳，提高视力。

六、看书疲劳的 10 分钟消除术

长时间伏在案桌上看书写字，很容易造成头、眼、颈、背、肩等部位的疲劳，表现为头昏痛、眼花、颈肩背酸痛不适等症，对此症进行自我按摩效果很好。

（一）10分钟点穴法

每穴点揉1～2分钟即可。

1 印堂

用拇指或中指交替向上抹动1分钟，或用拇指、中指点揉1分钟，可消除头痛症状。（图1-18）

2 百会

用一手中指或拇指点揉，有醒神健脑止痛作用。（图1-19）

3 太阳

用拇、食、小指端点揉，有健脑止痛作用。（图1-20）

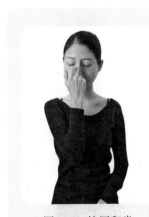 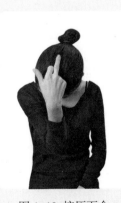 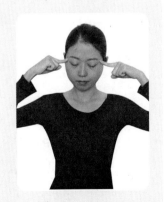

图1-18 按压印堂　　　　图1-19 按压百会　　　　图1-20 揉按太阳

④ 风池

用拇指按压或按揉此穴，有提神健脑、祛风止痛的作用。（图1-21）

⑤ 率谷

用中指按揉此穴，有止头痛之良效，1分钟。（图1-22）

⑥ 睛明

用拇、食、中指端点压该穴，有明目作用。（图1-23）

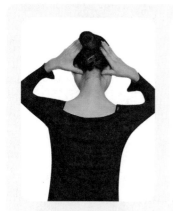 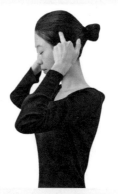 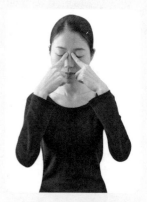

图 1-21 揉按风池　　　　图 1-22 按压率谷　　　　图 1-23 点压睛明

⑦ 攒竹

操作及功用同上。（图1-24）

⑧ 鱼腰

操作及功用同上。（图1-25）

⑨ 丝竹空

操作及功用同上。（图1-26）

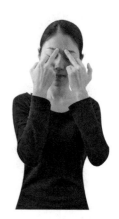

图 1-24 点压攒竹

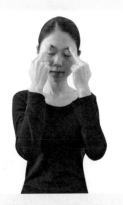

图 1-25 点压鱼腰

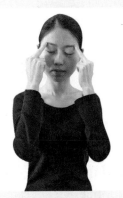

图 1-26 点压丝竹空

（二）10分钟自我按摩

1 伸懒腰

抬头、伸腰、双肩后展同时深吸气，反复数次，可放松颈、肩、腰、背肌肉。

2 动肩

一肩不动，另一肩尽量向前移动、左右交替进行数次，有解除肩背肌肉疲劳的作用。（图1-27）

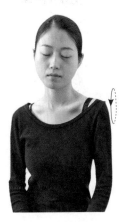

图 1-27 动肩

3 分抹前额

用双手2～5指指腹从中央向两侧擦抹，有清脑明目作用。（图1-28）

4 抹眼球

闭目用双手中指和无名指由内向外，以适当的压力，极缓慢的速度压抹眼球，有明目作用。（图1-29）

⑤ 刮抹眉弓

用双手食指屈曲的中节桡侧面刮眉弓或用两手中指和无名指指腹由内向外沿眉弓抹1分钟，有明目健脑作用。（图1-30）

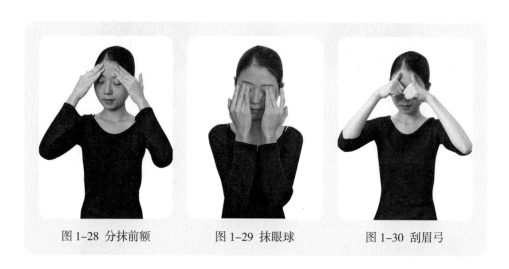

图1-28 分抹前额　　　　图1-29 抹眼球　　　　图1-30 刮眉弓

⑥ 推摩双鬓

用掌根从前向后经太阳穴推摩双侧鬓角，后面顺势抹到颈部两侧风池穴以下，反复数次，可解除脑疲劳。（图1-31）

⑦ 梳头

双手五指自然分开，从前向后，由中央向两侧反复梳理头发，可减缓脑老化，解除脑疲劳。（图1-32）

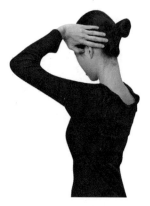

图1-31 推摩双鬓

⑧ 推揉颈肌

两手四指并拢，从上到下依次推揉颈部肌肉，手法由轻渐重，可解除颈项部肌肉的疲劳。（图1-33）

⑨ 拿肩

用对侧手绕过颈前拿揉对侧肩部肌肉（冈上肌和肩胛提肌），有解痉止痛作用。（图1-34）

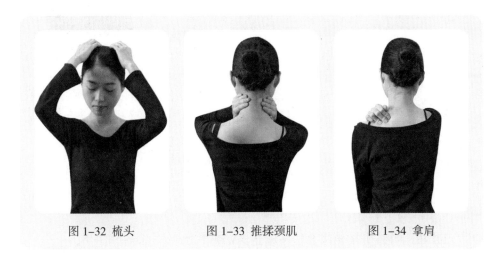

图 1-32 梳头　　　　　图 1-33 推揉颈肌　　　　　图 1-34 拿肩

（三）注意事项

① 在长时间看书写字时应定时休息。
② 注意桌椅高度和光线适宜。

七、开会疲劳的 10 分钟消除术

长时间的会议，不但会出现脑疲劳，还可感到颈、肩、腰、腿酸乏。出现这种情况时，若能做下面的自我保健按摩，会收到良好的效果。

（一）10分钟点穴法

每个穴点揉2分钟左右。

① 神庭

用中指按压，对头痛、目眩有良好的疗效（图1-35）

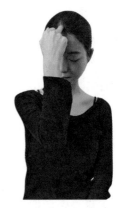

② 上星

用中指点揉，有醒神、开窍、止痛的作用。（图1-36）

图 1-35 点揉神庭

③ 百会

用中指点揉，有醒神、健脑、止痛的作用。（图1-37）

④ 太阳

点揉后，再将手指稍向上后移，继续点揉半分钟。（图1-38）

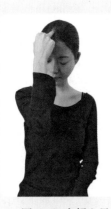

图 1-36 点揉上星

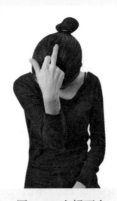

图 1-37 点揉百会

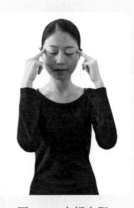

图 1-38 点揉太阳

⑤ 风池

用双侧拇指端按压或按揉该穴，有祛风止
痛、醒脑提神的作用。（图1-39）

（二）10分钟自我按摩

每个手法需1分钟左右。

① 分抹前额

用双手四指指腹从中央向两侧擦抹，由轻到
重抹1分钟左右，有清脑明目作用。（图1-40）

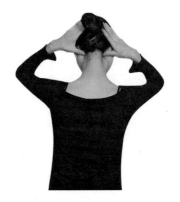

图 1-39 揉按风池

② 推摩双鬓

用双掌根从前向后经太阳穴推摩双侧鬓角，后面顺势抹到颈部两侧风池穴
以下，反复1分钟，可解除脑疲劳。（图1-41）

③ 推揉颈肌

两手四指并拢，从上到下依次推揉颈项部肌肉，手法由轻到重，可解除颈
项部肌肉的疲劳。（图1-42）

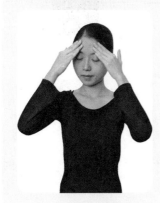

图 1-40 分抹前额

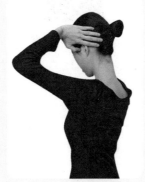

图 1-41 推摩双鬓

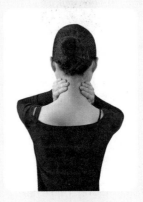

图 1-42 推揉颈肌

④ 梳头

双手五指自然分开，从前向后，由中央向两侧反复梳理头发，可解除脑疲劳。（图1-43）

⑤ 叩击头皮

双手五指自然分开，先以各指端快速依次轻轻叩击头皮，反复3遍，逐渐加重。最后改用手指拍击头皮，反复按次序进行1分钟。该手法既可促进头皮的血液循环，又可提高脑的兴奋性。（图1-44）

⑥ 揉耳周

用食指和中指在耳周揉搓和推擦1分钟，以消除耳疲劳。（图1-45）

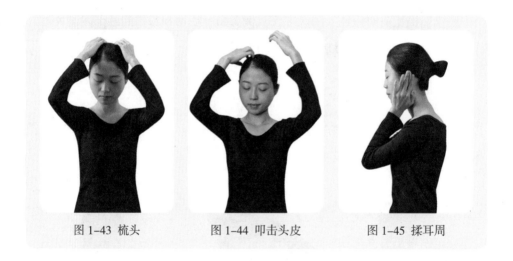

图1-43 梳头　　　　图1-44 叩击头皮　　　　图1-45 揉耳周

⑦ 动肩

一肩不动，另一肩尽量向前移动，左右交替进行2分钟，有解除肩背肌肉疲劳的作用。（图1-46）

⑧ 叩腰

双手握拳，用拳的桡侧面依次叩击腰部1分钟，可缓解腰部肌肉的疲劳。（图1-47）

⑨ 叩击大腿

双手虚拳，坐位，依次叩击大腿，由轻到重1分钟，有疏经活血的作用。（图1-48）

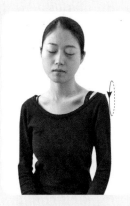　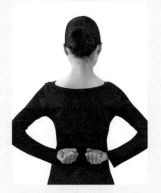　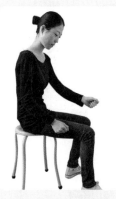

图 1-46 动肩　　　　图 1-47 叩腰　　　　图 1-48 叩击大腿

（三）注意事项

① 对于有上述精神（或脑）疲劳的人，首先应嘱其休息，最好能让其入睡或入静几分钟。

② 在休息几分钟之后，进行上述自我按摩，可有效地消除上述疲劳的征象。

③ 开会时一般总保持坐位，若会议过长，中间应有片刻的休息，在休息时变换一下体位（改为站位或稍稍活动一下），这样有助于消除或减轻颈、肩、腰、腿的疲劳。

八、思考或争辩后疲劳的 10 分钟消除术

平时思考时间过长，或争辩、答辩、研讨等，都会由于用脑过度而产生精神性疲劳。精神性疲劳一般表现为头昏、思维迟钝、头痛、眼花、理解力下降等。运用下述按摩方法，可有效地消除上述疲劳的症状。

（一）10分钟点穴法

一般每个穴点揉0.5～1分钟。

1 太阳

点揉该穴0.5分钟后，再将手指稍向上后移，继续揉按0.5分钟，有健脑提神止痛作用。（图1-49）

2 风池

用双侧拇指端按压或按揉该穴，有祛风止痛、醒脑提神的作用。（图1-50）

3 神庭

用中指按压，对头痛、眼花有良好的疗效。（图1-51）

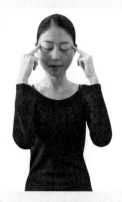 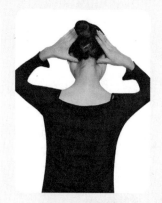 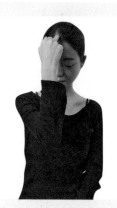

图 1-49 点揉太阳　　　图 1-50 揉按风池　　　图 1-51 点揉神庭

④ **上星**

用中指点揉，有醒神止痛作用。（图1-52）

⑤ **百会**

用中指点揉，有健脑、提神、止痛作用。（图1-53）

⑥ **合谷**

用拇指端对准合谷穴慢慢加压，有清头明目作用。（图1-54）

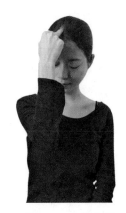

图 1-52 点揉上星

⑦ **神门**

用对侧拇指掐揉1分钟，有镇静安神作用。（图1-55）

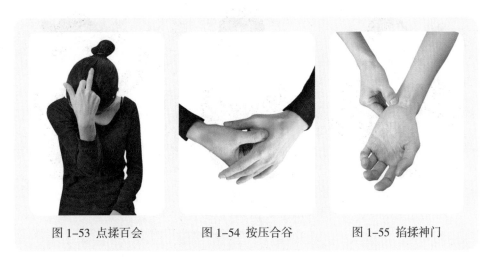

图 1-53 点揉百会　　　图 1-54 按压合谷　　　图 1-55 掐揉神门

（二）10分钟自我按摩法

可在点穴后做自我按摩，若时间有限，也可省略点穴步骤，直接做按摩。

1 分抹前额

用双手食指、中指、无名指、小指四指指腹从中央向两侧由轻到重擦抹。有清脑明目作用。（图1-56）

2 抹眼球

闭目后用双手中指和无名指由内向外，以适当的压力，极缓慢地速度压抹眼球，有明目作用。（图1-57）

3 推摩双鬓

用双掌根从前向后经太阳穴推摩双侧鬓角，后面顺势抹到颈部两侧风池穴以下，有改善头部血液循环，调节头部神经的功能。（图1-58）

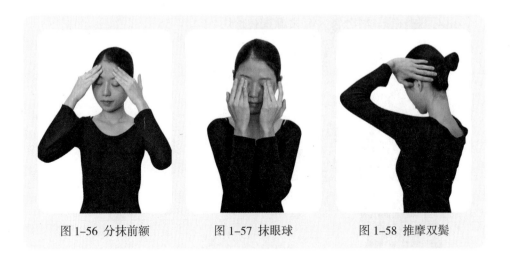

图 1-56 分抹前额　　　　图 1-57 抹眼球　　　　图 1-58 推摩双鬓

4 梳头

双手五指自然分开，由前向后、由中央向两侧，反复梳理头发。该手法反复进行，可解除脑疲劳。（图1-59）

⑤ 点压三经

双手五指自然分开，五指分别置于督脉、两侧膀胱经、两侧胆经上，从前额开始依次点压穴位至颈部，有清脑止痛的作用。（图1-60）

⑥ 搓擦头皮

用各指端掌面与头皮发生摩擦，从前向后，从中央向两侧由轻到重依次搓擦，有护发和健脑的作用。（图1-61）

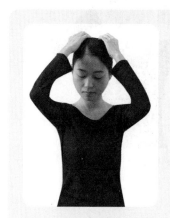 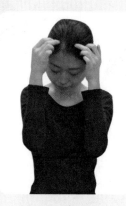 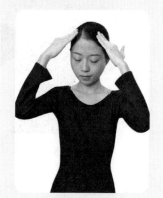

图 1-59 梳头　　　　图 1-60 点压三经　　　　图 1-61 搓擦头皮

⑦ 叩击头皮

双手五指自然分开，先以各指端快速依次轻轻叩击头皮，反复3遍，逐渐加重，再改用手指拍击头皮。（图1-62）

⑧ 捏牵耳垂

用拇指和食指捏住耳垂，一捏一放共10次，捏揉10次，再捏住向下牵拉10次，有明目、清脑和防

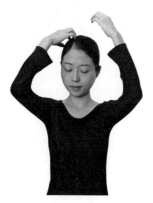

图 1-62 叩击头皮

止耳疾的作用。（图1-63）

⑨ 抚头收功

用双掌轻轻抚摸头部，将头发从前向后理顺，呼吸稍稍加深并减慢，数次后恢复平静呼吸。（图1-64）

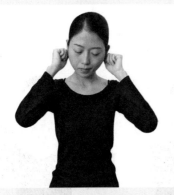
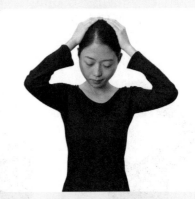

图1-63 捏牵耳垂　　　　　　　　图1-64 抚头收功

（三）注意事项

①　按摩前要全身放松，取坐位或仰卧位，先慢慢做几次深呼吸后转入平静呼吸，意念集中于丹田或手法感受上。

②　适当参加户外活动，保证良好的睡眠。

③　最好睡觉前能用热水泡脚，之后搓擦涌泉穴。

九、烦恼的 10 分钟按摩消除术

（一）按摩可消除烦恼

在人世间，没有一个人能够免于麻烦。人在烦恼的煎熬之下，必然会失去身心健康。要想解除烦恼，除了从亲友那儿获得一定的理解、同情和帮助外，最好的办法莫过于求助于按摩疗法。

（二）按摩手法

1 怀着同情、爱护、支持或理解心情进行初级按摩。其手法是先抚摸肩，拍拍肩部，然后抚摸他的额头，令对方有一种被安抚、同情，可依赖并得到热情帮助的感觉。

2 依从自然体位，即不强求采用按摩诊所常用的按摩姿势和体位，对其前臂、上臂、小腿、大腿、腰部等大块肌群进行中等程度的按压、拿捏。这种手法有助于消除紧张心理，使精神获得松弛。

3 在保证发型不被破坏的情况下，可以手作梳状，将其头发由前向后梳理数遍，然后让被按摩者处于舒适的仰头状态，提捏颈部皮肤。

4 用大拇指指腹面于其额头轮番交替按摩。

5 按压穴位。一般认为消除烦恼的穴位以双侧的太阳穴、风池穴、内关穴、三阴交穴作用明显。因此在全身按摩过程中，当按摩到这些穴位时，用拇指、食指、中指按压这些穴位，以使其感到酸胀为好。

6 经过上述按摩后，翻身，交替按摩前后各部肌肤，并取右侧卧位做数分钟的全身震动，然后视其情况按摩一下手心和脚心，以取得微痒为好。如能巧妙地使对方获得舒适的微痒，并产生会意的微笑，其烦恼就可能有很大程度的消失。

7 做全身性的按摩，使各部肌肉进一步松弛、关节更为灵活。

十、脑疲劳的10分钟盘手功消除术

盘手功属于佛汉拳的一种功法，以活动手腕、手背、手掌及十指为主。因为这些部位具有关节多、血脉经络多和穴位多等特点，盘手能使其部位的血脉通畅，舒筋活血，醒脑明目。

（一）满手盘

两手心相贴，成十字相握手，双手互相盘旋10～20次。（图1-65）

图1-65 满手盘

（二）盘手指

先用右手握住左手大拇指盘旋10～20次，而后改握食指盘绕10～20次，依次盘完五指；再改用左手分别盘右手各手指，动作及次数相同。（图1-66）

（三）压手指

用右手握住左手中指（拇指除外）向外扳压3～5次。以同样做法左手扳压右手3～5次。（图1-67）

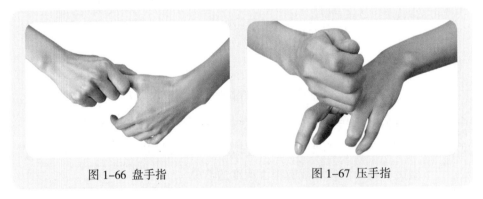

图1-66 盘手指   图1-67 压手指

（四）放松

两手平伸与身体垂直，两手间距与肩宽相同，双手手指自然伸直，抖动10次左右。

练习时应以健脑为目的，不宜力求手功。

十一、脑疲劳的 10 分钟保健操消除术

脑保健操可以改善脑部血液循环，通畅气血，调和百脉，对于工作学习中的脑力疲惫、头部昏沉、思维迟钝，做一套脑保健操，便会神清气爽，身体舒畅。同时，晚上临睡前，做做脑保健操，有助于安眠。

（一）吐纳运动

双足分开站立，闭目养神，屏除杂念，两臂向上高举，扩胸用鼻吸气，然后双臂放下，稍稍用力由口呼气，如此循环往复8次。

（二）梳头运动

将两手插入头发，由前向后，做梳头运动8次。（图1-68）

（三）揉太阳穴运动

用两手大拇指同时按两侧太阳穴，旋转揉动，先顺时针转12次，然后逆时针转12次。（图1-69）

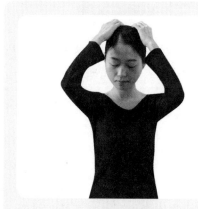

图1-68 梳头

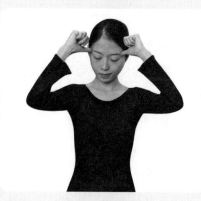

图1-69 揉按太阳

（四）拿肩井运动

先用右手拇指与其余四指对称相合按于左肩井穴处，用力向上提拿12次，然后再用左手同上法，提拿右肩井12次。约2分钟。（图1-70）

（五）干洗脸运动

先将两手摩擦生热后，在面部皮肤上，由上往下，摩擦2次。（图1-71）

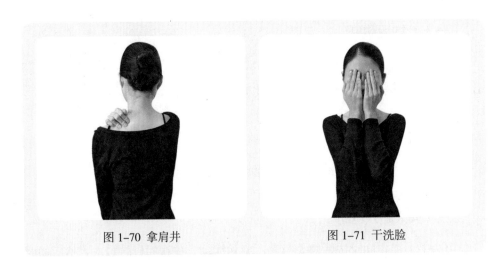

图1-70 拿肩井   图1-71 干洗脸

十二、脑疲劳的10分钟活指消除术

长时间工作后，总感到疲乏，昏昏欲睡。医学家指出，遇到这种情况，只要使与大脑连接的部位运动，就能够刺激脑部恢复清醒，这些部位中最有效应的就是手的指尖、小指。因此，运动指尖、按摩小指，能有效地达到清醒头脑、消除疲劳的功效。

（一）指尖活动法

指尖活动的要领：首先两手握拳，然后从小指逐渐打开，打开的时候要迅速而有力，打开拳头后，应用力伸展手指，然后从小指开始握进去，这个动作应反复进行。

（二）刺激小指法

心经循环于小指，心经从心脏出发，经过身体正中，穿过横膈膜与小肠连接，为保持脉络通畅，应当经常按摩刺激小指。按摩小指每次5分钟，然后双手举在头上，手指相互勾住，向左右拉，静止5秒钟，再左右屈身各3次。

十三、脑疲劳的10分钟手掌功消除术

以刺激手掌来消除脑疲劳的方法很多，现介绍几个简便易行的方法。

（一）利用电吹风刺激手掌

当你感到身体疲乏，精神过度紧张时，可用电吹风向手掌吹送暖风。电吹风与手掌之间的距离由远至近，反复10~15次，要使手掌、手背和指甲都受到刺激。每次吹风8~10分钟，对解除疲劳大有益处。

（二）利用牙签束刺激手掌

一般可把10根牙签或火柴梗，用橡皮筋捆扎在一起，然后用它来刺激指甲和手掌的血管。必须注意的是刺激时间不宜过长，以3秒钟为宜，稍停，然后再反复叩击。对于手背和指甲部位也要普遍地给予刺激，但不能太强，以免损伤皮肤。

十四、脑疲劳的10分钟森林浴消除术

森林浴是指在林木葱葱的地方进行空气浴。在林木茂盛的地方散步，我们会有一种清新愉快之感，这是由于大量植物在进行光合作用中放出氧气，使空

气新鲜，从而促进人体的新陈代谢，使呼吸均匀，血压下降，精力旺盛，疲乏顿消。

同时，葱茏林海的绿色世界对人体的神经系统及大脑、视网膜有调节作用，尤其能减少强烈阳光对眼睛的有害刺激，使人感到头脑清新，睛目清亮。森林浴是一种非常好的绿色疗法。

森林浴的具体方法

尽量少穿衣服，并配合一些体育活动进行，如跑步、体操、打太极拳等。

十五、脑疲劳的 10 分钟音乐消除术

凡节奏明快、乐感强的乐曲，都具有醒神解乏、振奋精神、开窍益智的功效。适用于紧张的思虑之后引起的疲乏不适、头部胀闷，或过于单调的工作所致的诸种疲劳不适症。

此类曲调大多使用强音，并配有打击器乐。一些以表现大自然风光和少数民族风情为主题的乐曲也具有清脑醒神的功效。如新疆民歌《你送我一枝玫瑰花》就有一定的醒神除疲劳作用。这首曲子用快板演奏，要求具有跳跃感，使人愉悦、兴奋，民族风味很浓，具有清新之感。又如模仿鸟鸣的乐曲《云雀》等，也有健脑醒神和消除脑疲劳的功效。

此外，现代的迪斯科音乐及摇滚乐曲也具有较强的醒神和消除疲劳的功效。脑力劳动者若能随舞曲自由起舞，效果更好。

十六、脑疲劳的 10 分钟赏花消除术

清晨，当你信步走入花园，阵阵花香会随着微风袭来，会感到脑子一下子

清醒了许多，望着各色各样的花蕾会产生一种无限惬意的感觉。鲜花以其绚丽的颜色、形态和扑鼻的馨香，净化了自然界的空气，美化了环境，它也通过色与味起到健脑益智的作用。

人们把颜色分为两种：暖色和冷色

暖色包括 ▶ 红色、橙色、黄色等，具有较强的刺激性，能使大脑皮层兴奋；

冷色包括 ▶ 蓝色、绿色和紫色，其刺激性不太强，易使大脑皮层相对平静，消除大脑的疲劳。

因此，欲增强大脑的功能，提高学习和工作效率，宜多看暖色类的鲜花，如菊花、玫瑰、芙蓉花、牡丹花等；欲使大脑获得休息，疲劳得到缓解，宜多看冷色类的鲜花，如栀子花、水仙花、玉兰花、郁金花等。也可以根据个人喜好选择。

Chapter
{2}

第二章

肢体疲劳
消除术

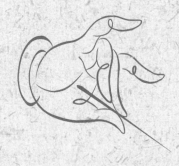

一、头颈部疲劳的10分钟体操消除术

（一）头颈部操可消除颈背部疲劳

头颈部疲劳的人，通过做此操，可以加强颈部肌肉的力量和颈椎间韧带的弹性，提高颈部的灵活性，促进脑部的血液循环。

（二）具体方法

1 头颈屈伸

（1）双肩提起，从前向后环绕夹背，下唇盖住上唇，头尽量后仰。

（2）头缓慢前垂，以下颌触胸骨，然后双肩提起，从后向前环绕至含胸。

2 头部侧屈

头分别向左、右侧倾，耳朵尽量触肩。

3 头颈侧转

头分别向左、右侧转，再提肩接触下颌。

4 头颈上转

下唇盖住上唇，头分别向左、右侧上方转，再提肩。

5 头颈下转

头分别向左、右侧下方转，用下颌触肩部，不要提肩。

6 头颈伸缩

（1）下颌稍抬，下唇盖住上唇，然后颈前伸、夹背。

（2）下颌向上，双唇紧闭，颈后缩、含胸。

7 头颈环绕

（1）双肩提起，头分别顺时针和逆时针环绕。

（2）双肩下降，头分别顺时针和逆时针环绕。

每次练习10分钟左右。

二、颈项部疲劳的 10 分钟保健法消除术

颈部保健法分功能练习和颈部活动两部分。

（一）功能练习

1 头颈部

坐于椅子上，双目闭合，头先屈后伸，左右侧屈侧旋，再旋转头部，顺时针、逆时针各4圈，反复3~6次。动作要求轻、稳、慢；然后做左右回头各3~5次。

2 肩背部

取站立，双肩上提，头部后仰回缩，上下同时用力，以颈部有酸楚感为度，做4~6次。双上肢再做车轮旋转式及大鹏展翅式，各4~6次。

（二）颈部活动

1 颈部运动

患者取自然站立位或坐位，做颈充分前屈、后仰、左右旋转及左右侧屈等运动，各2~3次，然后双手十指交叉在一起，双手掌面放于枕部，手向前用力推枕部，头部用力向后做抵抗动作20次；俯卧床上，用力挺胸抬头，使头颈胸离开床面，做20次。

② 仰望俯视

站立位，两足分开与肩同宽，两手叉腰，抬头望天，还原；低头看地，还原。

③ 往后观瞧

姿势同上，头颈向右后转，目视右方，还原；同法向左。

④ 前伸探海

姿势同上，头颈前伸转向右下方，双目向前下视，似向海底窥探，还原；同法向左。

⑤ 回头望月

姿势同上，头颈向右后方尽力转，双目转视右后上方似向天空望月，还原；同法向左。

⑥ 金狮摇头

姿势同上，头颈做绕环运动，左右各做1～2周。

以上活动，每次可做10分钟，坚持每日活动，可减少颈椎病的发生。

三、颈部疲劳的10分钟功能锻炼消除术

功能锻炼又称练功疗法，它是使肢体自主运动以达到消除疲劳、预防疾病的方法。

（一）身体姿态

锻炼时可采取站立位或正坐位。站立时两足分开与肩等宽，两手叉腰；正坐位时两手叉腰即可。

（二）具体方法

① 颈部前屈后伸法

又称与项争力势。在练习前先进行深呼吸，在呼气时头后伸看天，使前额尽量保持最高位置，然后吸气使颈部还原，再头前屈看地尽量紧贴前胸，然后还原。（图2-1、图2-2）

② 颈部前下伸展法

又称哪咤探海势。在深吸气时头颈伸向左前下方，双目注视左前下方，呼气时头颈还原，然后深吸气头颈伸向右前下方，双目注视右前下方。伸颈时应使颈部尽量保持伸长位置。（图2-3、图2-4）

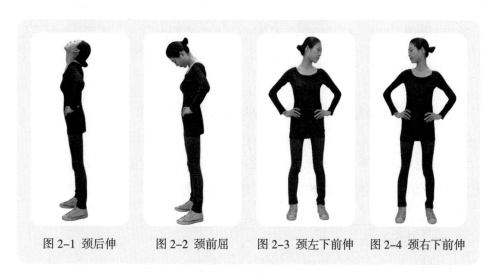

图 2-1 颈后伸   图 2-2 颈前屈   图 2-3 颈左下前伸   图 2-4 颈右下前伸

③ 颈部后上伸展法

又称犀牛望月势。深吸气时头颅向左后上方尽量旋转，双目视左后上方天空，呼气时头颅还原，然后深吸气再使头颅转向右后上方，方法同前。（图2-5、图2-6）

④ 颈部旋转法

颈部旋转法又称金狮摇头势。头颈先向左环绕一周，再向右环绕一周，反复6~7次。（图2-7、图2-8）

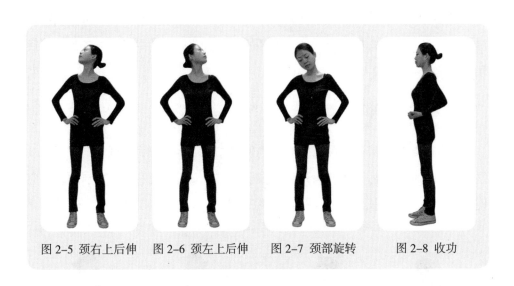

图 2-5 颈右上后伸　　图 2-6 颈左上后伸　　图 2-7 颈部旋转　　图 2-8 收功

四、颈项部疲劳的 10 分钟小功法消除术

小功法具有培补元气，充养先天之本的功效，练习它可增强人体的功能，促进局部的血液循环，达到舒筋活络，阴阳调和的作用。

（一）功前准备

首先选择安静、空气新鲜之处练功，要宽衣松带，情绪安定，饥饿、过饱情况下不宜练功。

（二）具体功法

1 坐势旋转

患者平坐床上，两腿伸直，两脚并拢，双上肢自然下垂，肘关节屈曲成中立位，双手自然交叉于膝下，两手拇指朝上，掌心朝向小腹，双劳宫穴与丹田平行。患者全身放松，双目垂帘，平息吐纳，意守大椎2分钟，做深呼吸动作，吸气时，气感由大椎→玉枕→百会，呼气时，由百会→玉枕→大椎→陶道→命门。意念反复进行，以意领气，在意念与呼吸统一调气、调息、调意的同时，身体随着呼吸出现顺时针摇摆，当身体向双脚前屈时，交叉的双手在前臂的带动下，向前屈伸，交叉的指尖关节极力触及脚掌。当身体左斜后倾时，双手向身体的左方摆动；当身体成为半仰卧位时，双手内旋于小腹部；当身体右倾前屈时，双手摆于身体的右侧，向双脚面随前屈的身体伸去，颈肩部保持虚灵拔颈，随着腰椎的顺时旋摇，颈椎同时也进行前屈、右斜、后伸、左斜的顺时针旋摇。

以上动作连续进行10～20次后，气沉丹田。

2 乾坤吐纳

两脚站立分开与肩同宽，上肢自然下垂成中立位，沉肩坠肘，塌腰松胯，意守大椎，气沉丹出，2分钟后，做深而长的呼吸动作，吸气时一股热流由命门→陶道→大椎→玉枕→百会；呼气时一股热流由百会→玉枕→大椎→陶道→命门，以意调气，以意调身。吸气时，双腿屈膝，两臂自然外展，手心朝下，当双臂与肩平行时，腕关节屈曲下伸，五指并拢成鹰爪状，并继续上升，腕关节高于头部，头部微向前伸，颈椎为前屈状态。呼气时，双臂自然下垂，双膝自然伸直，成原来姿势，头部微向后仰，颈椎为后伸状态。

上述方法连续进行20次后，两手对掌，劳宫相对，位于丹田处，意守大椎2分钟，自然收功，气沉丹田。以上两种方法可自由选择，每次练习10分钟即可。

五、肩臂部疲劳的10分钟功能锻炼消除术

（一）10分钟功能锻炼排除肩部疲劳

① 前后伸推法

站立位，双手握拳，拳心向上置于胁下。然后手变立掌，掌心朝外，向正前方推出。双手交替进行。（图2-9）

② 肩臂旋转法

两足分开比肩稍宽站立，一手叉腰，另一手握拳做肩部环转运动。先向前环转多次，再向后环转多次。（图2-10）

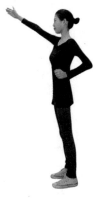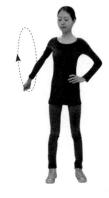

图2-9 前后伸推　　图2-10 肩臂旋转

③ 双手云旋法

半蹲位，两上肢及手做旋转云手活动，旋转范围由小到大，至最大限度止。旋转时两膝随着前臂的旋转做左右摇摆和由屈变伸或由伸变屈活动。（图2-11）

④ 外旋内旋法

半蹲位，双手握拳，肘关节屈曲，前臂旋后由腋下向前伸出，然后外展外旋，又将前臂置于旋前位，从背后放回到腋下，即前臂做画圈活动的同时使肱骨和肩关节做内旋和外旋活动。（图2-12）

⑤ 双肩扩展法

站立位，两手各指交叉，放于枕后，使两肘尽量内收，然后再尽量外展。（图2-13）

6 手指爬墙法

两足分开，面对墙壁，双手五指扶在墙上，微微向上伸，上肢高举，然后再缓缓放下。（图2-14）

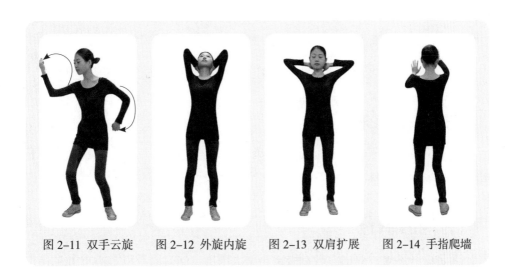

图2-11 双手云旋　　图2-12 外旋内旋　　图2-13 双肩扩展　　图2-14 手指爬墙

（二）10分钟功能锻炼解除腕部疲劳

1 抓空练习法

即五指屈伸运动。先将五指伸展张开，然后用力屈曲握拳练习。

2 旋前旋后法

屈上臂贴于胸侧，手握拳。前臂反复做旋前旋后活动，如同摇扇子动作一样。

3 背伸掌屈法

各手指屈曲用力握拳，做腕背伸、掌屈活动。

六、肩臂部疲劳的 10 分钟小功法消除术

（一）面壁爬墙法

面对墙壁，双手或单手沿墙面缓缓向上高举，然后缓缓回到原位，反复进行。

（二）体后拉手法

双手放在背后，以右手拉住左手腕部，渐渐向上拉动，反复进行，换另一手。

（三）吊拉滑轮法

把一只穿上绳子的滑轮固定于高处，两手各执绳的一端，交替尽量往下拉，一上一下反复练习。

（四）扭腰捶肩法

两足分开站立，先向左转动腰部至最大限度，同时右手以掌心重击左肩，左手以掌背轻击右肩胛部，然后向右扭腰，左手心击右肩，右手背击左肩胛部，重复做。

七、腰腿疲劳的 10 分钟体操消除术

久坐不动或长久站立的人，往往会感到腰酸腿乏，甚至出现腰腿疼痛。如果在工作时间活动一下腰腿，可促进腰腿肌肉的血液循环，改善局部营养，消除腰腿的疲乏。

（一）腰腿体操组合1

1 两脚分开与肩同宽，两臂自然下垂；接着两臂侧平举，掌心向下，转动手腕，同时伸屈手指，再放下。重复做20～30次。

2 两脚分开与肩同宽；伸展双臂，以腰为轴心，做前后屈伸运动。顺时针和逆时针各做15圈。

3 双脚分开与肩同宽，双手扶椅背；然后以髋关节为轴心做旋转运动。顺时针和逆时针各做20圈。

4 屈膝屈髋，双手抱膝，尽量使大腿紧贴胸部，使腰背成半圆形；然后前后滚动。重复做20次。

5 俯卧，双臂伸直支撑，抬头挺胸；然后上体缩成跪状，尽量使胸部接触膝盖，保持5~10秒钟，再恢复原来姿势。重复做8~10次。

（二）腰腿体操组合2

1 抬体

仰卧在床上，双手分别放于双腿两侧，身体上半部慢慢抬起，使肩与床面相距30厘米，保持5秒钟，然后慢慢躺下，做5次。再向左扭转抬起身体上部，做5次；再向右扭转抬起上半身，做5次，共约1分钟。

2 屈腿

仰卧位，膝弯曲，然后一侧腿屈膝上抬，并尽量使膝部靠近胸部。左右交替各5次。再双腿屈曲，保持5秒钟，复原，重复5次，约1分钟。

3 扭腰

仰卧，略屈双膝，双肩着床，两手按床不动，双下肢及臀部交替向左右侧倒，各5次。然后，两腿伸直，一侧下肢上举，再连臀部一起侧倒向另一侧，左右交替5次，共约2分钟。

④ 抱腿

用双手扣住一侧大腿，并伸展膝关节，左右交替各5次约1分钟。

⑤ 望脐

坐于椅上，两脚分开同肩宽，两手放在肚脐两侧，呼气，同时缓慢地弯腰、弓背、收腹低头，眼望肚脐，约5秒钟；然后吸气，把上身挺起，恢复原状，共5次。

⑥ 抱膝

坐于椅上，两腿稍分开，然后，两手用力抱起右膝，尽量贴近胸前，停留5秒钟，慢慢放下，恢复原状。换左膝，各5次。

⑦ 弯腰

预备势同前，两上肢垂直，一边呼气，一边慢弯腰做鞠躬动作，头部尽量低向两大腿中间，做5次。

八、妇女腰腿疲劳的10分钟消除术

一些女同志，因患月经不调、慢性盆腔炎等妇科疾患，在工作中容易引起腰骶部疲乏酸痛，白带增多等症状。常作此操，可消除疲劳，健身防病。

（一）左右压膝

端坐床上，并腿屈膝，两手按于膝上。左手向外压膝、还原，然后右手向外压膝，再还原，注意要尽量向下压膝。

（二）摆体

坐床上，两腿伸直，两足分开与肩同宽，两手按于膝上。上体左转，右手触左足尖，左手后摆，与右手成一直线，目视左手，还原。相反方向做1次。

（三）屈膝转腰

仰卧，10指交叉枕于头下，左腿屈膝，左足置于右膝旁，腰部转向右侧，左膝下压，还原。然后右腿屈膝，右足置于左膝旁，腰部向左转，右膝下压，还原。

（四）仰卧蹬腿

仰卧，左腿上提屈膝成90°，左足上蹬，两腿夹角成60°，还原。换右腿。

（五）伸臂拍足

仰卧，两臂上举，右手拍击左足背，还原。然后左手拍击右足背。

（六）侧体蹬腿

两手抱头，侧卧，左腿屈膝，左足置于右腿膝旁，左足向斜前方蹬腿，还原。然后换另一腿。

（七）交替屈膝

平卧，两腿并拢抬起，膝微屈，左腿伸直，右腿屈膝上提。右伸直，左腿屈膝上提，重复上述动作，两腿如蹬自行车样。

（八）屈膝松腿

仰卧，屈左膝，左腿放松还原，然后屈右膝，右腿放松还原。

九、腰腿疲劳的 10 分钟功能锻炼术

在进行腰腿部功能锻炼时，可酌情选择站位和卧位两种锻炼方法。

（一）站立锻炼法

❶ 伸屈锻炼

正立站稳后，双上肢向前平直伸开，做弯腰双手尽量触地动作10～20次；然后站立，双手自然下垂做挺腹、挺胸动作10～20次，主要锻炼腰背部伸肌群。（图2-15）

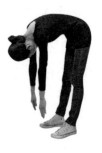

图 2-15 伸屈

❷ 侧斜弯腰锻炼

站立，做左、右侧弯腰10～20次；然后躯干屈曲，同时双手伸向与前脚相反的方向，双脚交替进行锻炼10～20次，主要锻炼腰背部肌肉。（图2-16）

❸ 压腿屈腰锻炼

将一只脚垫高40～50厘米，伸直膝关节，双手伸向该脚远端按压，尽量屈曲腰部。双脚交替进行，主要锻炼腰背部及下肢肌力。（图2-17）

❹ 下蹲起立锻炼

站立，双上肢平伸，然后迅速做下蹲起立动作20次，主要锻炼腰肌及下肢关节和肌肉。（图2-18、图2-19）

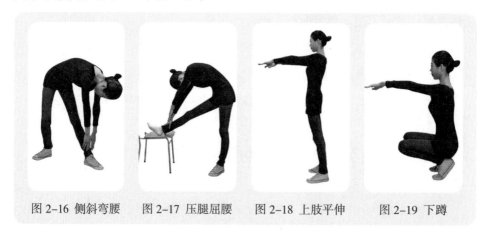

图 2-16 侧斜弯腰　　图 2-17 压腿屈腰　　图 2-18 上肢平伸　　图 2-19 下蹲

（二）卧位锻炼

① 飞燕式锻炼

取俯卧位，以腹部为支撑点，做双手后伸、抬头、抬高下肢动作，每次要坚持10～30秒，反复锻炼10～20次，主要锻炼臀部及腰背部肌力。（图2-20）

② 抬头抬腿锻炼

俯卧位，上肢伸向前方，可分别做抬头或抬大腿锻炼20～50次，主要锻炼腰背部及骶臀部肌肉。（图2-21）

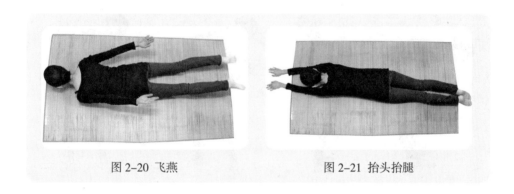

图 2-20 飞燕　　　　　　　图 2-21 抬头抬腿

③ 足背屈锻炼

仰卧，双足同时背屈，持续半分钟，重复锻炼8～10次，主要锻炼股四头肌的功能。（图2-22）

（三）全身活动法

① 腰部前屈后伸法

两足微开站立，两手叉腰使躯干前屈后伸活动，

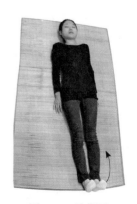

图 2-22 足背屈

幅度由小到大，活动时腰肌要放松。约1分钟。（图2-23、图2-24）

2 腰部侧屈法

两足微开站立，两手叉腰使躯干做左右侧屈活动，活动幅度内小到大，至最大限度为止，活动时腰肌也要放松，约2分钟。（图2-25）

3 腰部回旋法

两足分开比肩稍宽，两手叉腰，做腰部环转运动，先向左环转一周，再向右环转一周，范围由小到大，速度由慢到快，约2分钟。（图2-26）

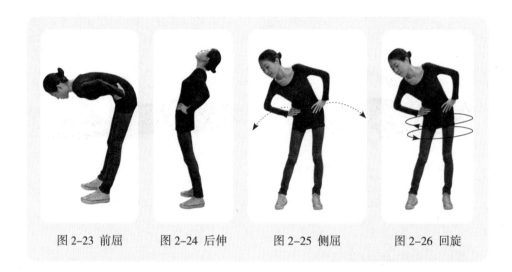

图 2-23 前屈　　　图 2-24 后伸　　　图 2-25 侧屈　　　图 2-26 回旋

4 仰卧起坐法

仰卧位两手向上逐渐坐起，两手向前抚摸足尖，反复练习7～8次，约1分钟。（图2-27）

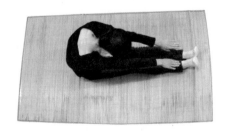

图 2-27 仰卧起坐

5 背肌练习法

俯卧位，两腿伸直，两手贴在身侧，同时抬头后伸，双下肢直腿后伸，使

腰部尽量后伸，约2分钟。（图2-28）

⑥ 摇椅活动法

仰卧位，两侧髋膝屈曲，两臂环抱双腿，先练髋部伸、屈活动，伸的限度以髋伸直范围为标准，屈的限度以双侧大腿前侧完全贴胸壁为宜，最后抱住双腿使背部作摇椅式活动。约2分钟。（图2-29～图2-31）

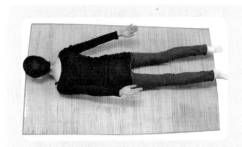

图 2-28 背肌练习

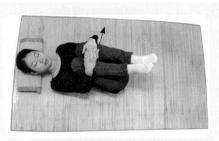

图 2-29 摇椅活动法 1

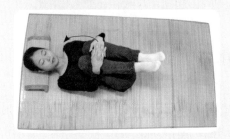

图 2-30 摇椅活动法 2

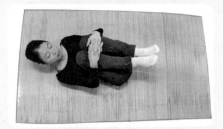

图 2-31 摇椅活动法 3

十、腰背疲劳的 10 分钟消除术

（一）侧屈

分腿直立，稍宽于肩，直身，挺胸，双手交叉，目平视；上体向右侧屈20°，右手紧扣腰部，左手微松，右腿慢慢屈膝，稍下沉，同时吸气，稍停，向左侧屈，做法同上，同时吸气。左右互换，还原。左右各做8次。

（二）扭向

两腿分开比肩稍宽，上体由左向右扭转，挺胸收腹，目平视，稍停，由右向左扭转，同时呼气，做法同上，还原。左右扭转各8次。

（三）旋腰

预备姿势同上，由左向右旋腰运胯，以腰为轴，带动上下各部关节，由小到大逐渐加大旋转幅度，然后再从右向左旋转，做法同上，还原。左右各做8次。

（四）体前屈

分腿直立，间距3拳，垂臂；双手指胸前交叉，提肘，两臂经胸前平屈翻腕，向上成托举式，目视手背，稍停；边吸气边挺身，收腹，前屈，慢慢下弯，双掌着地，然后呼气，稍停；松掌，回扶脚脖，双手握拳，分别向左右划弧，再向脚前并拳，双拳着地，然后收拳到两脚中间；起立，呼气，还原。做8次。

十一、饭后疲劳的10分钟揉腹消除术

有很大一部分人，由于脾胃消化功能欠佳，每每于饭后出现头昏思睡、肢体倦怠等疲劳症状，如果在饭前揉腹10分钟，即可消除。

1 以两手的食指、中指、无名指按剑突下（即心口窝部），先向左后向右揉腹各21圈。

2 三指由剑突下再向下顺摩，边摩边移，摩至耻骨联合处为止，往复21次，约2分钟。

3 由耻骨联合处向两边分摩而上，边摩边移，摩至剑突下为止。

4 以脐为中心，用右手掌向左绕21圈，再以左手掌向右绕摩21圈。

注意：消化道疾病出血或炎症期间，不宜揉腹。

十二、下肢疲劳的 10 分钟按摩消除术

下肢疲劳在中老年人中很常见，自我按摩可解除疲劳。

（一）捶叩大腿

先以掌根或虚拳，最后用实拳按从上到下，从前到后各部都照顾到的原则充分叩击，使唤大腿各部位的肌肉和血管都受到有效刺激。

（二）拿捏大腿

坐位，脚尖跷起，大腿后部肌肉松弛，用同侧手大把拿捏，自上而下反复1分钟。再将腿伸直，放松大腿部肌肉，用双手拿捏内外侧肌肉及前方的股四头肌。

（三）拿捏小腿

坐位或卧位，一手扶膝，一手拿捏小腿后方的腓肠肌，自上而下，从轻到重拿捏，消除小腿疲劳。

（四）叩击胫前肌

虚拳叩击小腿前外侧的胫前肌。

（五）搓涌泉

用对侧手掌推搓涌泉。

十三、膝踝疲劳的 10 分钟功能锻炼消除术

（一）蹬空练习法

仰卧位，先做踝关节屈伸活动，然后屈膝、屈髋用力向斜上方进行蹬足动作。（图2-32、图2-33）

（二）直腿抬高法

仰卧，两腿伸直，一腿做直腿抬高动作，然后放下，反复活动，也可在踝部加0.5～1千克的负重练习。（图2-34）

（三）旋转摇膝法

站立位两膝并拢半屈曲，双手扶在双膝上，做膝部环转动作。（图2-35）

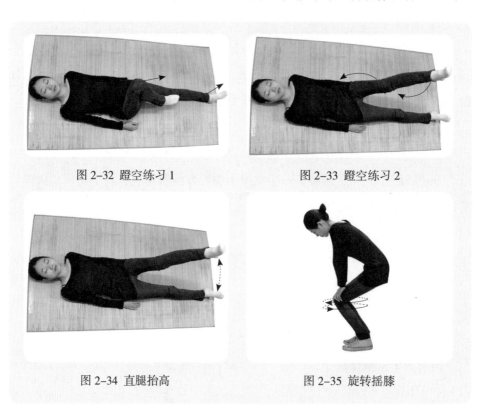

图 2-32 蹬空练习 1　　　　　　　　图 2-33 蹬空练习 2

图 2-34 直腿抬高　　　　　　　　图 2-35 旋转摇膝

十四、足部疲劳的 10 分钟保健功消除术

足部疲劳在大多数女性中最容易出现。女同志爱穿高跟鞋，高高的鞋跟改变了脚的着力面，因此易造成足部疲劳。如果坚持做此功，会使足部肌肉、肌

腱强健有力，预防脚病的发生。

1 ▶ 走路时脚向前伸成一直线，即大踇趾和脚后跟左侧需成一直线，然后顺着一条直线走。

2 ▶ 脚伸直，用脚后跟走。

3 ▶ 用前脚掌站立，然而脚跟慢慢下降，使体重着力于脚掌外侧。

4 ▶ 双脚平行着地，做脚趾向脚跟收缩的动作，使脚弓隆起。

5 ▶ 用脚趾拾捡小物品，如粉笔、铅笔或小石头等。

6 ▶ 坐在椅子上，右腿放在左膝上，然后腰用力向前屈 10 次，换左腿做同样的动作。

Chapter
{3}

第 三 章

运动疲劳
消除术

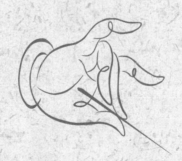

一、骑自行车疲劳的10分钟消除术

在中国自行车是人们工作、生活中的主要交通工具，长时间骑行难免疲劳，运用按摩可快速消除骑自行车带来的大腿、小腿肌肉的疲劳。

（一）10分钟点穴法

1 风市

用握拳的拇指背节按揉2分钟，有疏经通络止痛的作用。（图3-1、图3-2）

2 阳陵泉

用拇指或中指按于阳陵泉处，由轻到重，按揉20～40次，可解痉止痛，消除疲劳。（图3-3）

3 足三里

用两手拇指按于两侧足三里穴，其余四指附于小腿后侧，由轻到重按揉20～40次，有补脾和胃，调和气血，消除疲劳的作用。（图3-4）

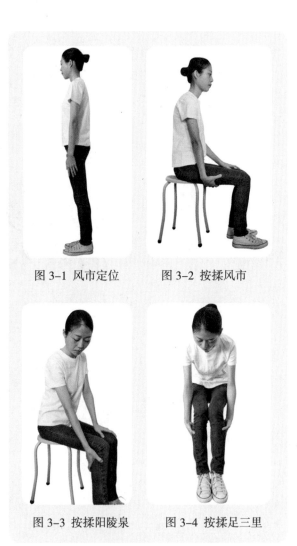

图 3-1 风市定位　　图 3-2 按揉风市

图 3-3 按揉阳陵泉　　图 3-4 按揉足三里

④ 承山

用中指或拇指尖揉按或掐压该穴20～30次，有舒筋活络、消除疲劳的作用。（图3-5）

⑤ 昆仑、太溪

用双手拇指按于双足昆仑穴，食指按于太溪穴，相对用力，由轻到重，有通经活络、补肾壮腰、解除疲劳和消肿止痛的作用。（图3-6）

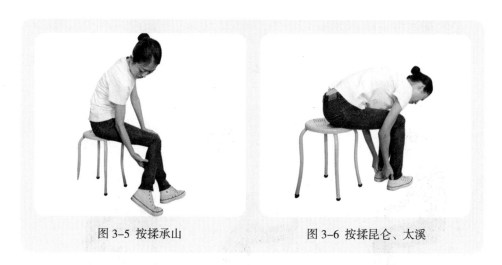

图 3-5 按揉承山　　　　　　　图 3-6 按揉昆仑、太溪

（二）10分钟自我按摩

极度疲劳时可让别人按摩。

① 拿捏大腿

坐位，脚尖跷起，大腿后部肌肉松弛，用同侧手大把拿捏，自上而下反复3～5遍；再将腿伸直，放松大腿部肌肉，用双手拿捏内外侧肌肉及前方的股四头肌，各3～5遍。可解除大腿疲劳和防治腿痛。（图3-7）

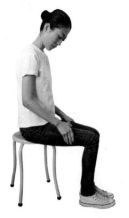

图 3-7 拿捏大腿

2 叩击大腿

双手虚拳，坐位，依次叩击大腿，从轻到重，有疏经活血的作用。（图 3-8）

3 拿捏小腿

坐位，一手扶膝，另一手拿捏小腿后方的腓肠肌，自上而下，从轻到重拿捏，可消除小腿疲劳。（图3-9）

4 叩击胫前肌

虚拳叩击小腿前外侧的胫前肌，有疏经通络的作用。（图3-10）

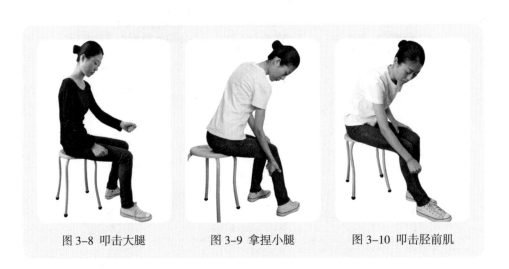

图 3-8 叩击大腿　　　图 3-9 拿捏小腿　　　图 3-10 叩击胫前肌

5 揉按小腿

用一手的掌根或拇指端在小腿前一边加压，一边揉按，反复操作，有解除肌肉疲劳的作用。（图3-11）

6 按揉臀部

以手掌根部，将臀大肌朝外旋转按摩，或沿着臀部凹陷处按揉，对消除因大腿疲劳而致的臀、腰部疲劳很有效。（图3-12）

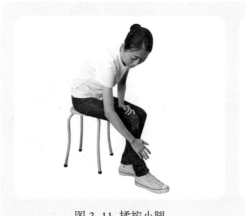

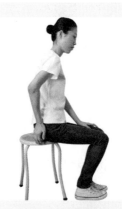

图 3-11 揉按小腿　　　　　　　图 3-12 按揉臀部

（三）注意事项

① 疲劳的肌肉热敷后再按摩，疗效更佳。

② 肌肉的疲劳如果当日不消除，隔日又重复同样的运动量，会使疲劳累积而影响内脏，因此疲劳时一定要及时做按摩。

③ 要保证充分的睡眠和充足的营养，这样才能把疲劳程度降至最低。

二、跳舞疲劳的 10 分钟消除术

随着人们业余文化生活的丰富，跳舞作为一种社交和娱乐活动被越来越多的人所喜爱，参与者也与日俱增。较长时间的跳舞后，会觉得腰酸背疼，下肢疼痛、倦怠。做自我保健按摩对消除上述症状疗效极佳。

（一）10分钟点穴法

① 关元俞

用四指按揉擦关元俞，或者四指握拳，拇指屈曲，指端顶住食指中节，用拇指背侧指间关节按揉该区1分钟，有防治腰痛的作用。（图3–13）

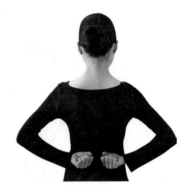

图 3–13 按揉关元俞

② 肾俞

用四指按揉擦肾俞，有补肾壮腰、消除疲劳的作用。（图3–14）

③ 腰眼

用上法按揉，对腰痛、腰肌劳损疗效极佳。（图3–15）

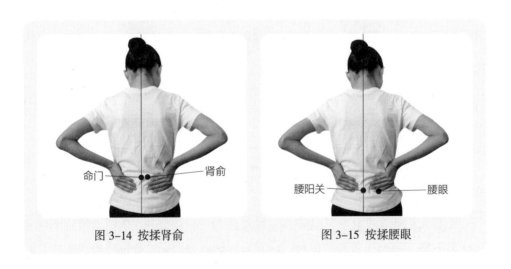

图 3–14 按揉肾俞

图 3–15 按揉腰眼

④ 髀关

用同侧拇指点按该穴，对髋及腿部疼痛有良效。（图3-16）

⑤ 风市

用拇指指腹或握拳的拇指背节按揉，有疏经通络，解除下肢疲劳的作用。（图3-17）

⑥ 承山

用拇指或中指按揉或掐承山，有舒筋活络和消除疲劳的作用。（图3-18）

⑦ 涌泉

用对侧中指或拇指点按，有补肾强腰、疏经通络和消除疲劳的作用。（图3-19）

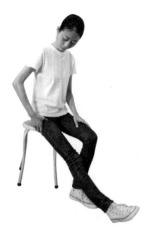

图 3-16 点按髀关

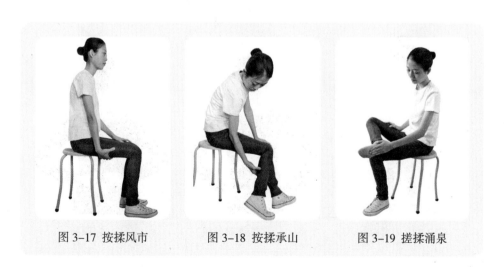

图 3-17 按揉风市　　　　图 3-18 按揉承山　　　　图 3-19 搓揉涌泉

（二）10分钟自我按摩

① 提拿肩井

坐位，双手拇指与四指相对，着力于两侧肩井提拿，力量由轻而重，有宣通气血，解除肩背疲劳的作用。（图3-20）

② 推揉骶棘肌

握拳，拇指握在拳心，用食指指间关节自上而下，由轻渐重沿骶棘肌外侧推揉（骶棘肌位于脊柱两旁）。该法是腰部保健的常用手法，或用四指揉。（图3-21）

③ 叩腰

双手握拳，用拳的桡侧面依次叩击腰部，有很好的活血通经，消除疲劳的作用。（图3-22）

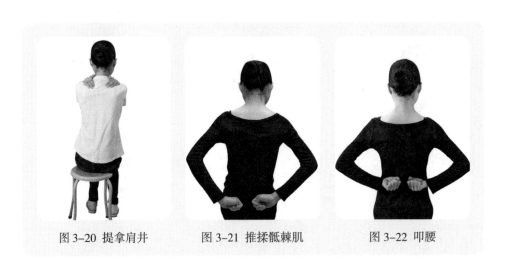

图3-20 提拿肩井　　　　图3-21 推揉骶棘肌　　　　图3-22 叩腰

④ 拿捏大腿

坐位，用同侧手大把拿捏，自下而上反复3～5遍；再将腿伸直，用双手拿捏内外侧肌肉及前方的股四头肌，各3～5遍。可解除大腿疲劳和防治腿痛。（图3-23）

⑤ 拿捏小腿

坐位，一手扶膝，一手拿捏小腿后方的腓肠肌，自上而下，从轻到重拿捏可消除小腿疲劳。（图3-24）

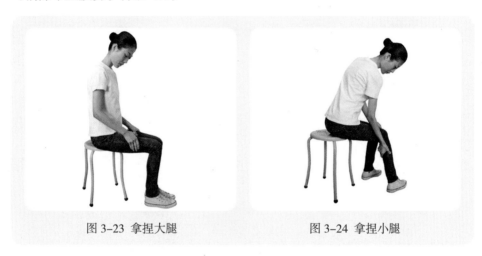

图 3-23 拿捏大腿　　　　　　　　　图 3-24 拿捏小腿

⑥ 叩击胫前肌

虚拳叩击小腿前外侧的胫前肌，对消除胫前肌疲劳有效。（图3-25）

⑦ 捏足跟

用对侧拇指和食、中指着力拿捏足跟和跟腱，有防治跟痛的作用。（图3-26）

⑧ 搓脚心

将小腿搭于另一侧大腿上，用一手固定踝部，另一手掌与脚心相互搓擦，以涌泉穴为重点，使足底发热，舒适为度。（图3-27）

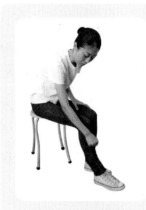 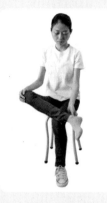 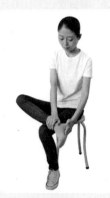

图 3-25 叩击胫前肌　　　　图 3-26 捏足跟　　　　图 3-27 搓脚心

（三）注意事项

1 如果睡前用热水泡脚，然后搓擦涌泉3分钟，对解除全身疲劳效果更佳。

2 注意保证良好的睡眠。

三、跑步、登山疲劳的 10 分钟消除术

较长时间的跑步、登山很容易引起身体疲劳，尤其是下肢疲劳。由于重力的关系，血液过多地淤滞于下肢，再加上身体活动时产生的代谢产物不能排出，所以造成下肢胀、疼、酸，甚至抽筋等，自我保健按摩对于解除以上症状有良好的效果。

（一）10分钟点穴法

1 髀关

坐位时以同侧拇指点按，可防治髋及腿部疼痛。（图3-28）

② 风市

坐位，用握拳的拇指背节按揉，有疏经通络止痛的作用。（图3-29）

③ 阳陵泉

坐位，用同侧拇指或中指按揉，有解痉止痛、消除疲劳的作用。（图3-30）

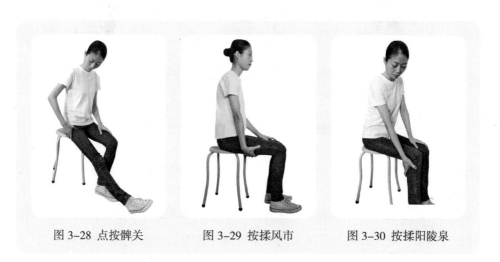

图 3-28 点按髀关　　　　图 3-29 按揉风市　　　　图 3-30 按揉阳陵泉

④ 承山

用拇指或中指掐承山，可防治腿和腰痛。（图3-31）

⑤ 三阴交

坐位，一侧小腿搭于另一侧大腿上，用对侧拇指点按或推揉，可防治腰、腿、腹疼。（图3-32）

⑥ 涌泉

用对侧拇指或中指点按，可防高血压、失眠、下肢及足部疾患，并有很好的消除疲劳作用。（图3-33）

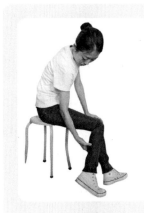
图 3-31 按揉承山

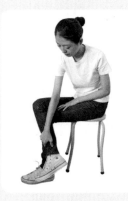
图 3-32 按揉三阴交

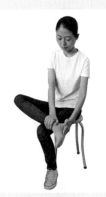
图 3-33 点按涌泉

（二）10分钟自我按摩法

1 捶叩大腿

先以掌根或虚拳，最后用实拳按从上到下，从前到后，各部都照顾到的原则充分叩击，使大腿各部位的肌肉和血管都受到有效的刺激。（图3-34）

2 抱揉膝关节

将膝搭放于另一大腿上，或坐位屈膝，用双手掌抱揉，可防治膝痛。（图3-35）

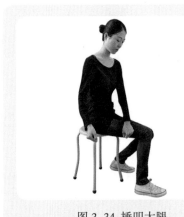
图 3-34 捶叩大腿

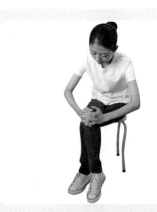
图 3-35 抱揉膝关节

③ 按摩腘肌

坐位，用双手或单手并拢的四指，自上而下，从轻到重反复按摩腘肌，对于膝和小腿疼痛、抽搐、消除小腿部的疲劳具有功效。（图3-36）

④ 拿捏小腿

坐位或卧位，一手扶膝，一手拿捏小腿后方的腓肠肌，自上而下，从轻到重拿捏，可解除小腿肌肉的疲劳。（图3-37）

⑤ 捏三阴交和胫骨内侧缘

坐位，将被捏的小腿搭于另一腿的大腿上，用双手拇指推捏三阴交，随后从下到上依次推捏该小腿胫骨内后沿。（图3-38）

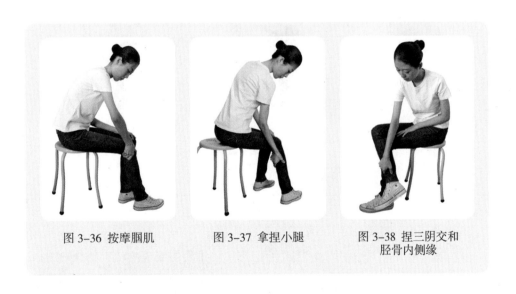

图 3-36 按摩腘肌　　　　图 3-37 拿捏小腿　　　　图 3-38 捏三阴交和
　　　　　　　　　　　　　　　　　　　　　　　　　　　　胫骨内侧缘

⑥ 按摩跟腱

坐位，被按摩跟腱须放松，同侧拇指和弯曲的食指从上而下，由轻到重拿捏跟腱直到承山穴。（图3-39）

7 拿捏足部

上述体位，用对侧手大把抓住足趾依次向足的近侧拿捏，使足趾和跖部都受到挤压，反复3～5遍。（图3-40）

8 搓揉涌泉

一足搭于另一侧大腿上，用对侧手掌或拇指指腹或大鱼际着力于涌泉穴，或左旋而揉之，或右旋而揉之。本法有消除烦恼、解除疲劳、通经活络、调和气血的作用。（图3-41）

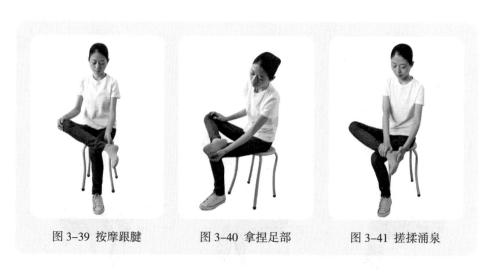

图 3-39 按摩跟腱　　　图 3-40 拿捏足部　　　图 3-41 搓揉涌泉

9 动踝

仰卧位，将双小腿垫高呈30°～40°角，足踝部做背屈、跖屈和足尖画圆的动作，每个动作要做得充分，各进行15～20次。足尖划圆动作应按顺时针和逆时针各半进行。这种方法对足踝部的关节、肌肉、韧带都有良好作用，还能解除小腿部的疲劳。（图3-42）

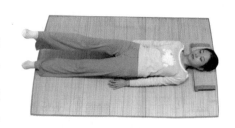

图 3-42 动踝

（三）注意事项

1. 睡前用温热水洗澡，是解除全身疲劳的极好方法。
2. 如无条件洗澡，可用热水泡脚后，搓擦涌泉3分钟，对解除疲劳也有很好的效果。
3. 注意充足的睡眠和充分的营养，这样有利于减轻和消除疲劳。

四、游泳后疲劳的 10 分钟消除术

游泳是夏日人们非常喜爱的一项体育运动，但长时间游泳会产生肌肉疲劳，按摩可以有效地消除上述症状。

（一）10分钟点穴法

1 天柱

用拇指或中指点按或点揉，有清脑明目、降压、利咽，消除颈项肌肉疲劳和舒筋通络的作用。（图3-43）

2 肩井

用对侧中指按压或按揉，是防治颈肩臂痛的常用方法。（图3-44）

3 曲池

用对侧拇指点按，对消除上肢疼痛有效。（图3-45）

4 肾俞

用握拳的第2掌指关节处按揉本穴，有补肾强腰作用。（图3-46）

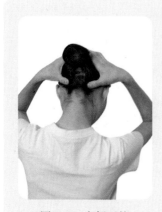 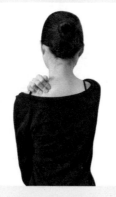 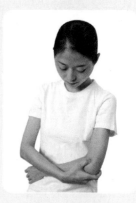

图3-43 点揉天柱　　　　图3-44 拿肩井　　　　图3-45 点按曲池

⑤ 阳陵泉

用同侧拇指或中指按揉，有消除疲劳、解痉
止痛作用。（图3-47）

⑥ 足三里

用两手拇指按于两侧足三里穴，其余四指
附于小腿后侧，相对用力，由轻到重按揉20～40
次，有调和气血、补益脾胃、消除疲劳的作用。
（图3-48）

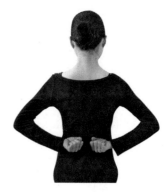

图3-46 按揉肾俞

⑦ 昆仑、太溪

用两手拇指按于昆仑穴，食指按于太溪穴，相对用力，由轻到重，合按
20～30次，有通经活络、解除疲劳、补肾壮腰、消肿止痛作用。（图3-49）

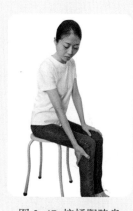
图 3-47 按揉阳陵泉

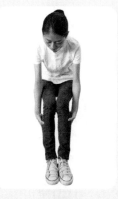
图 3-48 按揉足三里

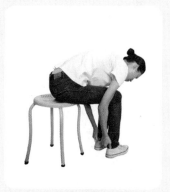
图 3-49 按揉昆仑、太溪

（二）10分钟自我按摩

1 捏颈项肌

双手上举置于颈后，拇指分别放置于同侧颈肌外侧，其余四指在颈肌内侧，将肌肉微向上提起后放松，沿风池穴向下拿捏至大椎穴15遍，对消除痉挛和解除疲劳快而有效。（图3-50）

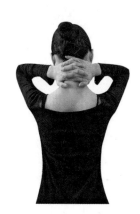
图 3-50 夹颈

2 揉胸大肌

用对侧手四指并拢推揉胸大肌上外侧，有改善胸、肩部组织血液循环和消除疲劳的作用。（图3-51）

3 拿揉三角肌

用对侧手大把拿揉三角肌，促进该部的血液循环。（图3-52）

④ 弹拨肱二头肌肌腱

用对侧手的并拢四指左右弹拨肱二头肌肌腱，由上到下，从轻渐重，该法可消肿止痛，解除粘连。（图3-53）

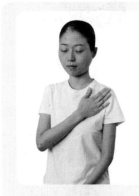 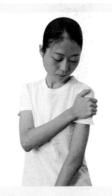 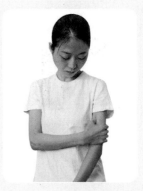

图 3-51 揉胸大肌　　　　图 3-52 拿揉三角肌　　　图 3-53 弹拨肱二头肌肌腱

⑤ 拿捏前臂肌肉

用对侧手从上到下拿捏前臂的肌肉，对前臂疏经活血、解除疲劳有较好作用。（图3-54）

⑥ 推揉骶棘肌

握拳，拇指握在拳心，用食指指间关节自上而下，由轻渐重，沿骶棘肌外侧推揉，对腰部保健有很好的作用。（图3-55）

⑦ 拿捏大腿

坐位，脚尖踮起，大腿后部肌肉松弛，用同侧手大把拿捏，自上而下反复3～5遍。再将腿伸直，放松大腿部肌肉，用双手拿内外侧肌肉及前方的股四头肌，各3～5遍。可解除大腿疲劳和防治腿痛。（图3-56）

⑧ 按摩腘肌

坐位，用双手或单手并拢的四指反复按摩腘肌，自上而下，从轻到重，对防治小腿疼痛、抽搐，消除小腿疲劳有良效。（图3-57）

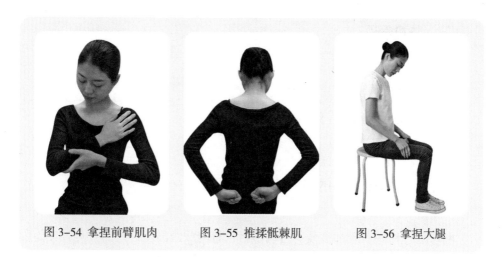

图 3-54 拿捏前臂肌肉　　　图 3-55 推揉骶棘肌　　　图 3-56 拿捏大腿

⑨ 踩摩小腿

仰卧床上，一侧腿屈膝100°左右，小腿贴靠床面，用对侧脚自上而下或自下而上踩摩小腿，可解除小腿疲劳。（图3-58）

⑩ 搓揉涌泉

用拇指指腹或大鱼际着力于涌泉穴，搓而揉之，或左旋搓揉，或右旋搓揉，有解除疲劳和通经活络的作用。（图3-59）

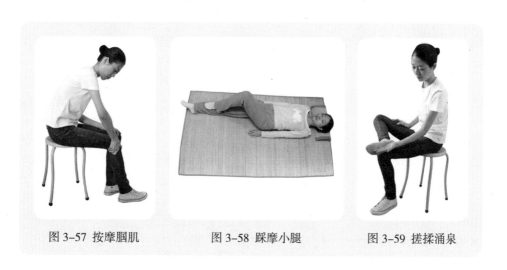

图 3-57 按摩腘肌　　　图 3-58 踩摩小腿　　　图 3-59 搓揉涌泉

（三）注意事项

①　游泳时，游一阵儿应上岸稍休息一会儿。

②　保证良好而充分的睡眠。

③　注意摄取足够的营养。

五、打网球疲劳的10分钟消除术

网球是一种许多人都喜爱的运动项目，打网球既需要一定的技巧，又需要较好的体能。打一场球下来，无数次地挥动球拍后，常会使人感到肩臂酸痛乏力，如果不掌握挥拍技巧，甚至会出现运动性损伤。打球后的按摩，不仅有助于消除疲劳，对于防止出现运动性损伤也有积极的作用。

（一）10分钟点穴法

每个穴位点揉1分钟左右。

①　天宗

取坐位，一手绕过颈前，以中指指腹点揉对侧天宗穴，两侧交替进行，有舒筋活络的作用。（图3-60）

②　肩髃

取坐位，一手经胸前，以中指指腹点揉对侧肩髃穴，两侧交替进行，有舒筋活络的作用。（图3-61）

③　肩贞

取坐位，以一手中指指腹点揉对侧肩贞穴，其余四指自然握住三角肌并相对用力，两侧交替进行，有舒筋活络的作用。（图3-62）

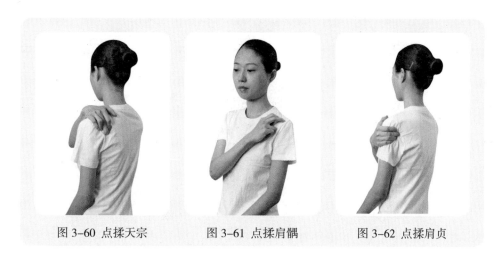

图 3-60 点揉天宗　　图 3-61 点揉肩髃　　图 3-62 点揉肩贞

④ 曲池

取坐位，一手臂屈肘放于胸前，另一手握住肘后部并以拇指指腹点揉曲池穴，两侧交替进行，有通经活络舒筋的作用。（图3-63）

⑤ 尺泽

取坐位，一侧手臂屈肘放于前，另一侧手握住肘前并以拇指指腹点按尺泽穴，两侧交替进行，有通经活络的作用。（图3-64）

⑥ 手三里

取坐位，以一手拇指指腹点按对侧手三里穴，其余4指自然握住前臂尺侧，两侧交替进行，有舒筋活络的作用。（图3-65）

⑦ 阳溪

取坐位，以一手拇指指腹点按对侧阳溪穴，食指绕掌背侧扣住腕尺侧，有通经活络的作用。（图3-66）

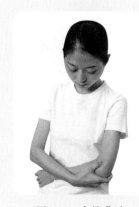 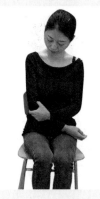 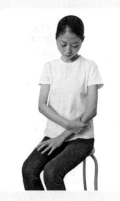

图 3-63 点按曲池　　　　图 3-64 点按尺泽　　　　图 3-65 点按手三里

8 合谷

取坐位，以一手拇指指腹点按对侧合谷穴，食指相对点按住劳宫穴，相对用力，两侧交替进行，有通经活络、调理气血的作用。（图3-67）

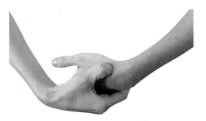

图 3-66 点按阳溪

9 鱼际

取坐位，以一手拇指指腹点按对侧鱼际穴，食指相对成钳状点按于合谷穴，相对用力，两侧交替进行，有舒筋通络的作用。（图3-68）

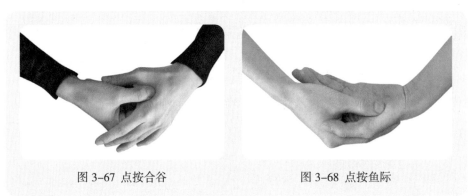

图 3-67 点按合谷　　　　　　　　图 3-68 点按鱼际

⑩ 腰眼

取站立位，两手叉腰拇指在后，以拇指指腹同时点按两侧腰眼穴或拇指在前，以四指点按腰眼穴，有通经活络、强壮腰膝的作用。（图3-69）

⑪ 承山

取坐位，以同侧手拇指指腹同时点按两侧承山穴，有舒筋通络的作用。（图3-70）

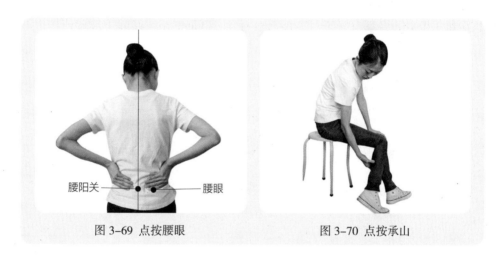

图 3-69 点按腰眼 　　　　　　　　　图 3-70 点按承山

（二）10分钟自我按摩法

每种方法2分钟。

① 甩臂抖腿

取站立位，两臂自然下垂，同时随意甩动两臂。之后以单腿站立，另一侧腿放松并随意抖动，两侧腿交替抖动。本法能松弛肌肉，疏通经脉，消除疲劳。

② 拿肩井

取坐位，一手绕过颈前，以拇指与食指、中指相对拿捏对侧肩井穴周围肌肉，两侧交替进行，有疏通经脉、消除疲劳、恢复体力的作用。

③ 拿捏四肢肌肉

取坐位，上肢以两侧交替拿捏对侧三角肌、肱二头肌及前臂肌肉，下肢可同时以两手拿捏同侧股四头肌及腓肠肌，能行气活血、通经活络、消除疲劳。

④ 对掌击压股四头肌

取坐位，两手掌根部在大腿两侧对称用力击打，反复操作，由腿根部逐渐移至膝关节处，两腿交换进行，能活血行气、舒筋活络、解除下肢疲劳。

⑤ 对掌击压腓肠肌

取法、操作及功用同上。

（三）注意事项

1. 打网球前要先把肩、肘、腕、腰、膝、踝等处关节活动一遍，做好准备活动。
2. 挥动球拍要掌握技巧，以免受损伤。
3. 运动后有条件的可洗个热水浴，能帮助消除疲劳。
4. 运动时间不宜过长。

六、踢足球疲劳的 10 分钟消除术

足球运动是世界上最普及的体育运动项目之一，尤其受到青少年的喜爱。足球是一种高强度的运动，需要不停地奔跑和拼抢，因此，踢完球后常会感到特别疲乏，按摩则会使人尽快消除疲劳，恢复体力。

（一）10分钟点穴法

每个穴位点揉1分钟。

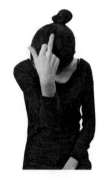

图 3-71　点揉百会

1 百会

取坐位，以一手中指指腹点揉百会穴，有通经脉和调气血的作用。（图3-71）

2 天宗

取坐位，一手绕颈前以中指指腹点按对侧天宗穴，两侧交替进行。有舒筋活络的作用。（图3-72）

3 合谷

取坐位、以一手拇指指腹点揉对侧合谷穴，食指相对成钳状点按住劳宫穴，两侧交替进行。有通经活络、调气和血的作用。（图3-73）

4 肾俞

取站立位，两手叉腰，以拇指指腹点揉同侧肾俞穴。有舒筋骨、壮腰膝、通经脉的作用。（图3-74）

5 环跳

取站立位，臀部放松，一手握拳，身体略向同侧弯曲，以食指第2指关节为着力点点揉同侧环跳穴，用同样方法两侧交替进行。有舒筋通络的作用。（图3-75）

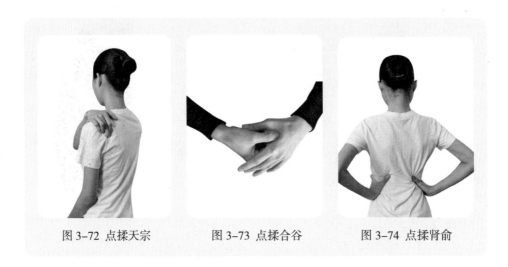

图 3-72 点揉天宗　　　　图 3-73 点揉合谷　　　　图 3-74 点揉肾俞

⑥ 风市

取坐位，大腿部放松，以两手中指指腹点抹同侧风市穴，食指指腹抵住中指第1指关节背侧，有通经活络的作用。（图3-76）

⑦ 阳陵泉

取坐位，两手拇指、食指成钳状，拇指点于腘窝处，食指指腹点按阳陵泉穴，两侧可同时进行，有舒筋通络的作用。（图3-77）

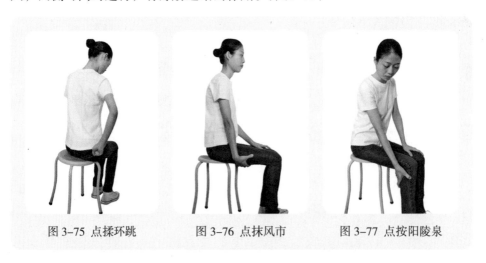

图 3-75 点揉环跳　　　　图 3-76 点抹风市　　　　图 3-77 点按阳陵泉

⑧ 阴陵泉

取坐位，以两手拇指指腹点揉同侧阴陵泉穴，其余四指绕胫骨前扣住胫骨外侧肌肉，有舒筋通络的作用。（图3-78）

⑨ 悬钟

取坐位，以两手拇指指腹点按同侧悬钟穴。中指绕胫骨后点按住三阴交穴，有通经活络的作用。（图3-79）

⑩ 解溪

取坐位，将一侧小腿放于另一侧大腿上，以同侧于食指点按解溪穴，拇指指腹点于内踝后侧，有舒筋通络的作用。（图3-80）

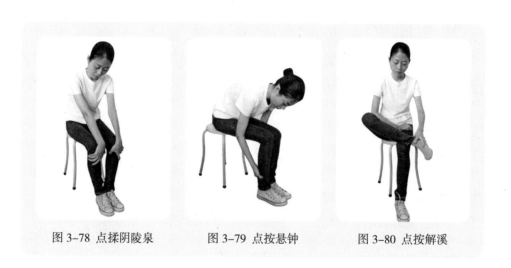

图 3-78 点揉阴陵泉　　　图 3-79 点按悬钟　　　图 3-80 点按解溪

（二）10分钟自我按摩法

每种方法2分钟。

1 拿肩井

取坐位，以一手拇指与其余指相对，绕过颈前，拿捏对侧肩井穴周围肌肉、两侧交替进行，每侧拿捏15次，有舒筋活络和消除疲劳的作用。（图3-81）

2 叩腰骶

取站立位，双手握拳，以拳眼部叩击肾俞穴周围肌肉，以掌指关节处叩击八髎穴，叩击半分钟左右。有通经活络，行气活血，强腰壮膝，消除疲劳的作用。（图3-82）

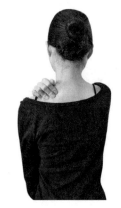

图 3-81 拿肩井

3 搓揉双下肢

取坐位，以双手掌面相对挤压住一侧腿股四头肌，快速搓揉，由上向下至腓肠肌，两侧交替进行。有温经通脉，舒筋活络，消除疲劳的作用。（图3-83）

4 拿捏跟腱

取坐位，坐于床上，两腿屈膝略分开，两手分别以拇指和食、中指相对，拿捏住同侧三阴交穴及悬钟穴，从上到下经踝骨后到脚跟后侧。有舒筋活络，缓解痉挛，解除疲劳的作用。

5 旋转踝关节

取坐位，一侧小腿置于另一侧大腿上，脱鞋，以同侧手握住踝关节处，另一手握住五趾，使踝关节被动顺、逆时针旋转各10次，并跖屈和背屈各5次，两侧交替进行。有理筋通脉，通经活络的作用。（图3-84）

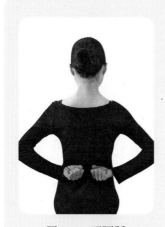

图 3-82 叩腰骶

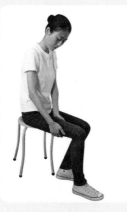

图 3-83 搓揉双下肢

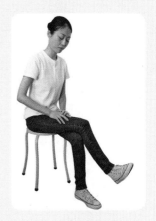

图 3-84 旋转踝关节

（三）注意事项

① 踢球前应做好充分准备活动，以免肌肉及关节损伤。

② 活动时间不宜太长。

③ 剧烈运动后应饮些糖盐水。

④ 有条件可在踢球后洗个热水澡。

七、远足疲劳的 10 分钟消除术

长时间走路会引起足部疲劳，表现为脚背、脚心及小腿后侧酸痛，沉胀不适。运用体育疗法可以有效地缓解疲劳，增强肌力。

（一）坐位疗法

① 内翻拨地

足呈内翻位，用外侧缘触地，向内方拨动。

② 趾、踝屈伸

先做足趾屈曲、踝关节跖屈（即绷脚尖），再足趾伸展、踝关节背伸（即勾脚尖），连续交替进行10~20次。

③ 足趾屈伸

足跟接触地面，踝关节保持背屈位，足趾做屈伸运动10~20次。

④ 足趾钳夹

用单足足趾将铅笔头、玻璃球、布块、小棍等钳夹起来，并放入容器中。

⑤ 足掌钳夹

两足弯曲，用脚掌钳夹乒乓球、小皮球等，并反复揉动。

（二）立位

① 弓足背

两足轻度内八字，身体稍前倾，使重心落在足趾上，弓起足背1~2秒钟后放松，重复10~20次。然后弓起足背，维持至稍感疲劳，放松休息片刻后，重复2~3次。

② 足内翻

准备姿势同上。两足内翻以足掌外缘触地，1~2秒钟后放松，重复10~20次。然后在足内翻位维持至稍感疲劳，放松休息片刻后，重复2~3次。

③ 提跟掌

准备姿势向上，足跟及足掌稍离地面，1~2秒钟后放下，重复10~20次。

提起后维持至稍感疲劳，重复2～3次。

 特殊步行

包括用足前掌、足外侧缘、屈趾状态下用足外侧缘以及在三角斜板上步行。

八、运动间歇的 10 分钟疲劳消除术

运动中的按摩是指在运动间隙所进行的按摩，目的在于迅速地消除疲劳，恢复体力，调整运动者的兴奋和抑制过程，并预防运动损伤。

（一）按摩的部位

应以已经疲劳和将要承受较大运动量的部位为主。采用点穴按摩时，选穴宜少，选用的手法也宜精当，多以点揉或掐法施于一些常用穴。如上肢活动多的可选用外关、曲池、曲泽、肩髃、肩髎、肩贞、肩中俞等；下肢活动多可选用委中、环跳、风市、昆仑、申脉、绝骨等穴。（图3-85、图3-86）

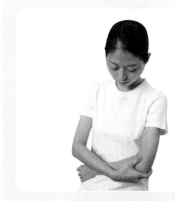

图 3-85 点按曲池

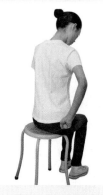

图 3-86 点按环跳

（二）按摩的时间

运动中的按摩时间以10分钟为好，每穴点揉1分钟，点穴后拿揉局部3～4分钟。

九、运动后疲劳的10分钟疲劳消除术

运动后消除疲劳的按摩又称为恢复按摩，其目的就是通过按摩改善血液循环，改善肌肉的营养，帮助运动者消除疲劳，恢复体力。

（一）按摩部位

根据运动项目不同和疲劳程度不同而异，一般以运动负担最重部位为主，同时要进行全身性按摩。

（二）操作方法

1 各部位消除疲劳的按摩

按摩方法可参照第二章内容灵活选择。

2 全身性按摩

1 俯卧位

①揉捏颈肩部。（图3-87）

②自上而下掌推腰背部10次。（图3-88）

③双拇指自上而下按揉腰背部督脉及膀胱经穴。（图3-89、图3-90）

④应用滚法在腰背部脊柱两侧操作10余次。（图3-91）

⑤双手拿捏双下肢后侧肌肉10余次。（图3-92a、图3-92b）

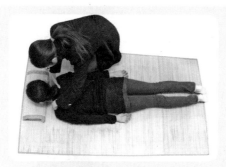

图 3-87 揉捏颈肩部

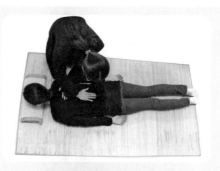

图 3-88 掌推腰背

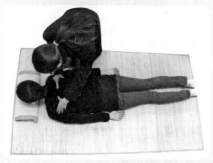

图 3-89 按揉腰背部膀胱经穴

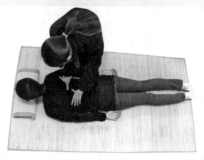

图 3-90 按揉腰背部督脉

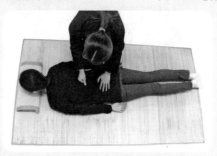

图 3-91 擦腰背部脊柱两侧

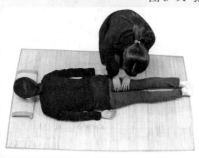

图 3-92a 拿捏双下肢

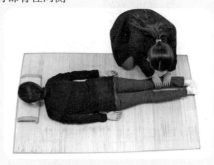

图 3-92b 拿捏双下肢

⑥点按承扶、委中、承山穴。（图3-93～图3-95）

⑦掌叩腰背及两下肢，自上而下，再由下而上，往返5次。（图3-96、图3-97）

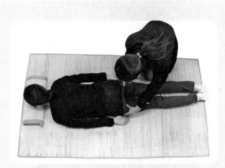
图 3-93 点按承扶

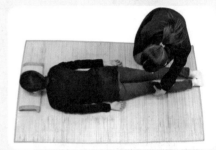
图 3-94 点按委中

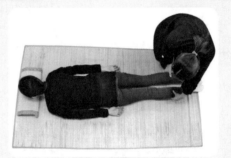
图 3-95 点按承山

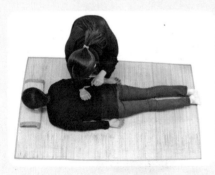
图 3-96 掌叩腰背

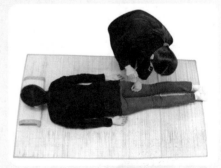
图 3-97 掌叩两下肢

②仰卧位

①分推胸胁部10次。（图3-98）

②拿捏大腿前股四头肌10次。

③按揉髌骨周围10次。（图3-99）

④推大小腿前侧各10次。（图3-100、图3-101）

⑤按揉并搓擦涌泉1分钟。（图3-102）

⑥牵抖下肢10～20秒。（图3-103）

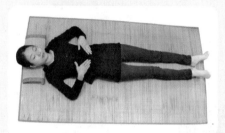

图 3-98 分推胸胁部

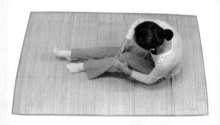

图 3-99 按揉髌骨

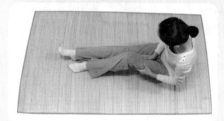

图 3-100 推大腿

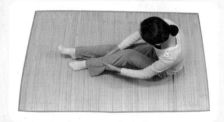

图 3-101 推小腿

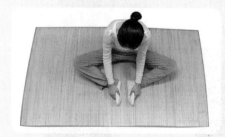

图 3-102 按揉涌泉

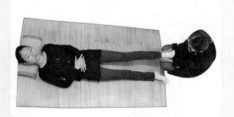

图 3-103 牵抖下肢

（3）坐位

①擦搓揉两臂，由肩至腕10次。（图3-104）

②摇肩10次，并牵抖上肢。（图3-105、图3-106）

③分抹前额10次，并按揉太阳穴。（图3-107、图3-108）

④摩眼眶10次，干洗脸5次（图3-109、图3-110）

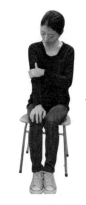

图 3-104 擦搓揉两臂

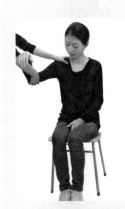

图 3-105 摇肩

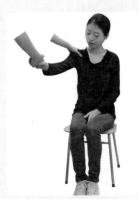

图 3-106 牵抖上肢

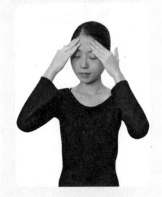

图 3-107 分抹前额

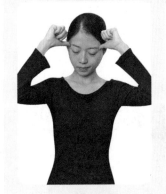

图 3-108 揉按太阳

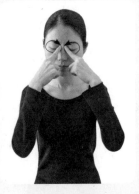

图 3-109 摩眼眶

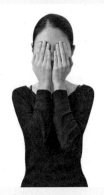

图 3-110 干洗脸

Chapter

{ 4 }

第四章

日常疲劳
消除术

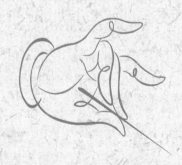

一、家务劳动疲劳的10分钟保健操消除术

一个人一生中有相当一部分时间不得不花费在各种各样的家务劳动中。特别是中年女性在这方面的感受更深，因为她们担负的家务劳动通常要比别人多得多。

生理学家把家务劳动归属于轻度或中等程度的体力劳动，因为从事这种劳动时，每分钟的能量消耗在1~8大卡之间，虽然劳动强度不大，有时却感到非常疲乏。为了弄清其原因，不妨做一个小实验，一只手臂朝前伸直，尽量将时间坚持得长一些，过3~5分钟后，这只手臂就会感到非常乏力，因为其肌肉处于静态紧张状态，血液循环受阻，从而导致进入各组织的氧气急剧减少。在干家务劳动时，许多肌肉都会发生这样的现象。

在洗衣服时，我们不得不连续几个小时弯腰干活；做饭时，在饭没有做好以前不能离开锅台。虽然，这些家务劳动就其劳动量来说并不算大，但是，却使人感到腰背酸痛，两腿发沉。

其实，这些不舒服的感觉，只要稍微留意加以调整，完全可以避免，或者至少也可以大大减轻。例如，在感到疲乏以前，就应该交替使那些承受静态紧张最厉害的肌肉得到休息，为此，只要把手中的活暂时搁置数分钟，并做几节不怎么复杂的体操练习，使肌肉放松就行了。

下面介绍几种保健体操：

（一）10分钟防止腰背疲劳的保健操

半弓腰背站立时间过久（如洗熨衣服时）：

（1）挺身，两手撑腰，两腿稍微放松。上体先往前倾，然后往后仰，背伸直，头往后抬起，双目直视前方，重复5分钟。（图4-1）

（2）臀部先往一侧，然后往另一侧做圆圈形运动，每侧重复2.5分钟。（图4-2）

（二）10分钟消除两臂疲劳的保健操

两臂长时间保持相同的姿势做一种活动（如揉面、切菜等）：

（1）两臂肌肉放松，使其前后摆动，重复5分钟。（图4-3）

（2）两臂沿躯干放下、放松，抖动两手。（图4-4）

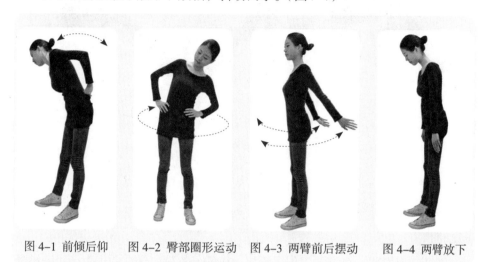

图4-1 前倾后仰　　图4-2 臀部圈形运动　　图4-3 两臂前后摆动　　图4-4 两臂放下

（三）10分钟消除两腿疲劳的保健操

在锅台旁边站久后：

（1）坐在椅子上，把略微屈曲的一条腿的脚后跟放在低一些的凳子上，用一只手上下来回抖动腓肠肌2分钟，然后换另一条腿做同样的动作。（图4-5）

（2）交替将肌肉放松的一条腿前后摆动。（图4-6）

（3）将稍微抬起的双腿搁在板凳上数分钟，使其肌肉放松。（图4-7）

此外，常从一种活动转换到另一种活动形式，也有助于避免疲乏。当我们做一件有趣、不断变换花样的工作时，哪怕整天不闲着也不会感到疲乏。这是由于各大肌肉群都参与活动，肌肉收缩后接着又放松的缘故。

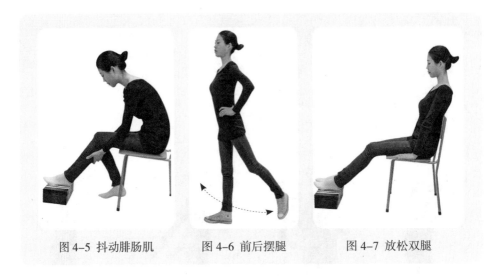

图 4-5 抖动腓肠肌　　　图 4-6 前后摆腿　　　图 4-7 放松双腿

我们每天都要从事大量的活动，这些活动是各种动作无数次的组合。这些动作越多样化，调动的肌肉群就越多，全身供血情况就越好，不感疲乏的时间也就越长。

生理学家发现，单调的工作，千篇一律的家务事，会在心理上产生一种压抑感，其表现是：注意力不集中，工作能力下降，厌恶所做的工作，或抱怨没完没了的琐事浪费了时间和精力。实际上，这种心理上过分疲惫的状态，在于人们不善于把家务事都做得有条不紊的缘故。

另外，还应将各种家务事分散给全家人来做。不得不由一个人来做时，也要外出买东西，在家庭逗孩子玩，或听听音乐，交替进行。此外，还可以做几节体操，使身体和心理都得到放松。

（四）10分钟消除家务劳动身心疲劳的保健操

① 交替摆动左右腿。

② 踮起脚尖或稍微纵身跳。（图4-8）

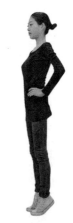

图 4-8 踮脚尖

③ 半蹲，上体伸直。（图4-9）

④ 两臂屈肘用劲往后振（扩胸）。（图4-10）

⑤ 一只手臂撑腰，另一只手臂从前向后绕圆圈。（图4-11）

⑥ 两臂做蛙泳一样的运动。（图4-12）

这些体操的作用在于使肌肉在收缩-放松-再收缩-再放松的动态情况下活跃起来，改善其供血状况。

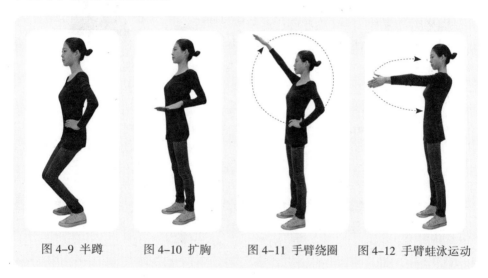

图 4-9 半蹲　　图 4-10 扩胸　　图 4-11 手臂绕圈　　图 4-12 手臂蛙泳运动

二、旅途疲劳的 10 分钟按摩消除术

无论因公出差或外出旅游，总要乘坐交通工具，乘坐交通工具时间过长，常使人困倦、疲惫。如果用按摩等简便手法来消除疲劳，是很有作用的。

（一）10分钟点穴法

1 太阳

用拇指、食指或中指端点揉双侧太阳穴，有清脑醒神，健脑止痛的作用。（图4-13）

2 风池

用双侧拇指端按压或按揉该穴，有祛风止痛，醒脑提神的作用。（图4-14）

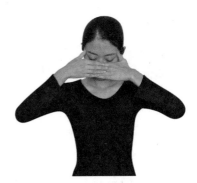

图4-13 揉按太阳

3 曲池

用对侧拇指点按，有消除肩背、上肢疲劳的作用。（图4-15）

4 合谷

用拇指端对准合谷穴慢慢加压按压该穴，有醒脑提神，消除上肢疲劳的作用。（图4-16）

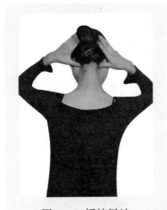
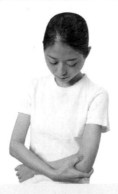
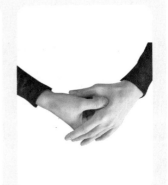

图4-14 揉按风池　　图4-15 点按曲池　　图4-16 按压合谷

⑤ 阳陵泉

用拇指按于穴处，由轻到重，按揉20～40次，可解痉止痛，消除疲劳。（图4-17）

⑥ 足三里

用两手拇指按于两侧足三里穴，其余四指附着于小腿后侧由轻到重按揉20～40次，对调和气血，消除疲劳效果极佳。（图4-18）

⑦ 涌泉

用中指或拇指端点揉，有补肾强腰，疏经通络，消除疲劳的作用。（图4-19）

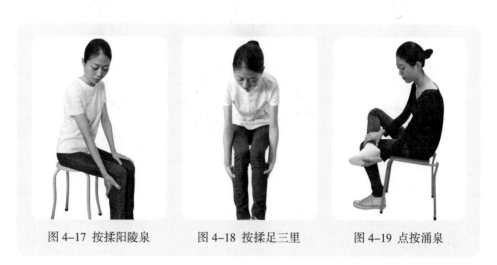

图 4-17 按揉阳陵泉　　　图 4-18 按揉足三里　　　图 4-19 点按涌泉

（二）10分钟自我按摩法

① 提拿肩井

坐位，双手拇指与四指相对，着力于两侧肩井提拿，力量由轻而重，有宣通气血，解除肩背疲劳的作用。（图4-20）

② 叩腰

双手握拳，用拳的桡侧面依次叩击腰部，有活血通络、消除疲劳的作用。（图4-21）

③ 拿捏大腿

坐位，脚尖踮起，大腿后部肌肉放松，用同侧手大把拿捏，自下而上反复3～5遍。再将腿伸直，用双手拿捏内外侧肌肉及前方的股四头肌，各3～5遍，可解除大腿疲劳和防治腿病。（图4-22）

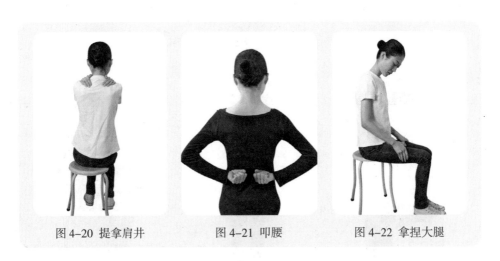

| 图 4-20 提拿肩井 | 图 4-21 叩腰 | 图 4-22 拿捏大腿 |

④ 拿捏小腿

坐位，一手扶膝，一手拿捏小腿后方的腓肠肌，自上而下从轻到重拿捏，可消除小腿疲劳。（图4-23）

⑤ 按摩跟腱

坐位，被按摩跟腱的足以足尖着地放松，同侧拇指和弯曲的食指从上而下，由轻到重拿捏跟腱直到承山穴。（图4-24）

6 搓脚心

将小腿搭于只一侧大腿上，一手固定踝部，一手掌与脚心相互搓擦，以涌泉穴为重点。（图4-25）

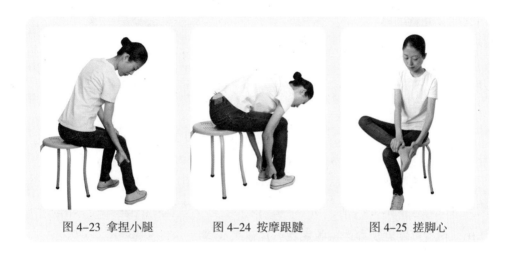

图 4-23 拿捏小腿　　　　图 4-24 按摩跟腱　　　　图 4-25 搓脚心

（三）消除晕车、晕船、晕机法

在旅途中，经常有晕车、晕船、晕机的现象。及时按摩，有令人满意的治疗效果。

1 端正体姿体位

凡有晕车船晕飞机病史的人，在乘坐交通工具时，均应尽量采用比较固定的体姿体位，不要经常掉转身、翻身、做掉头或其他形式的变动，而且最好采用面向前进方向的坐位或卧位。

2 掐穴

对有发晕征象者，可自行或请人以较大的力量点掐内关、合谷两穴，以有酸麻胀痛为宜，一般坚持5分钟或更长的时间，绝大部分症状（如恶心、呕

吐、头晕、乏力，心烦等）可控制住。（图4-26、图4-27）

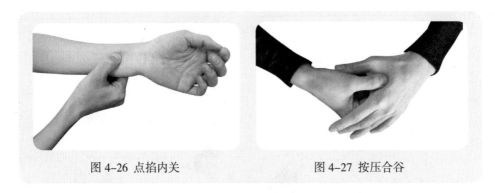

图 4-26 点掐内关　　　　　　　　　图 4-27 按压合谷

③ 正眼球

当晕车船或飞机的症状明显时，可闭目，然后用食指和中指压迫眼球，两侧交替压迫，以压至眼前冒出"眼花"为限。此法有很好的控制恶心、呕吐的作用，但有高度近视和严重眼疾者不宜施此术。

④ 捶背

当晕车现象将要发生时，可半握拳捶击背部（不包括腰部），对控制晕车反应有效。

（四）药物按摩

将清凉油、薄荷水、樟脑膏等涂在太阳穴、足掌、手掌、前臂内侧（做皮试的部位），然后在这些部位进行10分钟的自身按摩，有预防和治疗晕车船及飞机的作用。

（五）注意事项

① 如有条件，最好睡前洗热水澡，并配合做适当的按摩。

② 如无条件洗澡，可用热水泡脚，并搓擦涌泉。

③ 注意摄取充分的营养，保证充足的睡眠时间。

三、久站工作疲劳的 10 分钟消除术

许多工作者如售货员、教师、厨师等，在工作时需要始终站立着，所以容易腰酸腿乏。如售货员旋转往复的取卖商品，再加上喧嚣声和空气混浊，容易产生头晕、恶心和腰酸腿乏等一系列不适感。假如于工作闲暇期间或者工作之后，通过自身或他人按摩，对于缓解疲劳和不适感，保持良好的精神状态，大有裨益。

（一）10分钟点穴法

每个穴位点按1分钟。

1 印堂

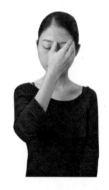

若感到头晕，可用拇指或食指、中指指腹点按此穴，在点按的基础上加以点揉，以有酸胀感为度。按揉此穴，有安神、醒脑、开窍的功能，对于头晕、头痛等症状效佳。（图4-28）

图 4-28 点按印堂

2 太阳

用两手拇指按揉，或用两手的鱼际相对按压并揉两侧太阳穴，用力适度，至有酸胀感可忍受为度。点按此穴，有开窍、镇静和安神的功效。（图4-29）

3 百会

取坐位，低头以一手拇指指腹点按揉此穴，以有酸胀感为度。其间可加用颤法，过后减缓用力，有醒脑、开窍、定惊之效。（图4-30）

4 风池

以两手拇指指腹点按同侧穴位，其余四指可附着于头顶部，点按至有酸胀

感为度，并在点按基础上加以指揉法，有清利头目的作用。（图4-31）

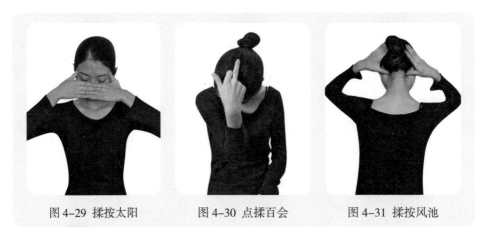

图4-29 揉按太阳　　　　　图4-30 点揉百会　　　　　图4-31 揉按风池

⑤ 肩井

以两手拇指指腹分别点按对侧的肩井穴，至有酸胀感为度，此穴不宜用力深按。点按此穴，对于头肩部不适、头痛、头晕有疗效。（图4-32）

⑥ 肾俞

两手叉腰，用大拇指或四指指腹分压两侧肾俞穴，在按揉时，加腰部旋转活动，有强腰壮肾之功。（图4-33）

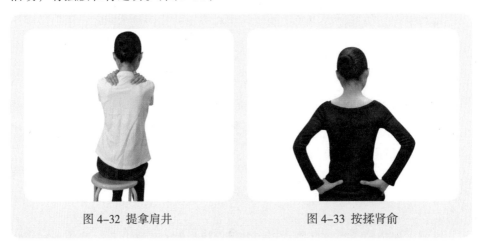

图4-32 提拿肩井　　　　　　　　图4-33 按揉肾俞

7 大肠俞

对腰部不适等症状有立竿见影之效。
（图4-34）

8 阳陵泉

以拇指点按同侧穴位，其余四指可附着于同侧小腿的后外侧，持续按揉或弹拨该穴至有酸胀感，有活血通络舒筋止痛之效。（图4-35）

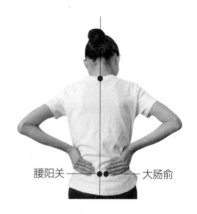

腰阳关 ————— 大肠俞

图 4-34 揉按大肠俞

9 承山

取跪姿，两手拇指点按同侧穴位（不可用力过强），有舒筋通络活血的作用。（图4-36）

10 涌泉

用温水洗脚后，用拇指或食指的第2指间关节点按其穴至脚部有温热酸胀感。（图4-37）

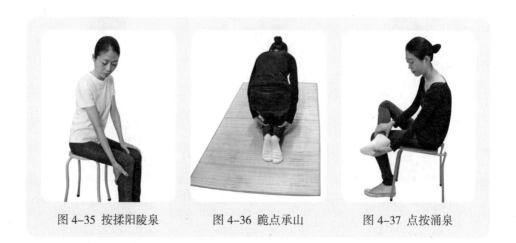

图 4-35 按揉阳陵泉　　　图 4-36 跪点承山　　　图 4-37 点按涌泉

（二）10分钟自我按摩法

每种方法按摩1.5~2分钟。

1 开天门法

以两手指的桡侧部分别附着于两侧的额角稍上外侧处以两手拇指交替用平推法从印堂沿督脉推至神庭穴，往复3~5次，对于缓解头部不适效果极佳。（图4-38）

2 叩击头皮

两手五指分开，自然弯曲，用手指指腹以一定的力度和一定的节律叩击头皮。此法可改善脑血液循环。对脑部的疲劳有明显的放松作用。（图4-39）

3 捏拿肩井

坐位，以一手拇指与其余四指相对，绕颈前，拿捏肩井周围的肌肉，两侧交替进行。有通调气血，消除疲劳，恢复体力的作用。（图4-40）

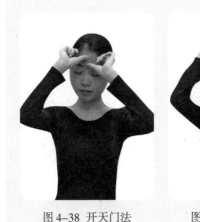 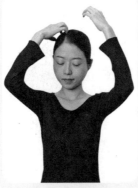 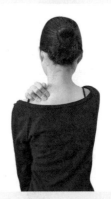

图4-38 开天门法　　　　图4-39 叩击头皮　　　　图4-40 捏拿肩井

④ 搓腰背法

上身正直，两手叉腰，大拇指在前，其余四指在后，从上自肝俞以手掌推搓至骶尾部，反复进行5～6次，可舒通经脉和解除疲劳。（图4-41）

⑤ 拿捏腓肠肌

用拇指及其他四指相对拿捏腓肠肌。注意小腿平放、放松，能通经活络和活血舒筋。（图4-42）

⑥ 揉搓双足

取坐位，脱掉鞋，先活动趾关节，再以拇指及食中指拿揉搓足背及足底，能改善内脏功能和恢复体力。（图4-43）

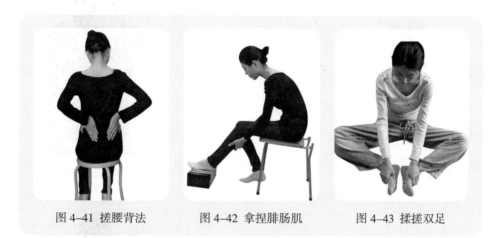

图 4-41 搓腰背法　　图 4-42 拿捏腓肠肌　　图 4-43 揉搓双足

（三）注意事项

1 在工作过程中，要经常变动工作姿态。

2 工作休息期间，到外面适当走动。

四、穿高跟鞋疲劳的 10 分钟消除术

从生物力学的角度考虑，常穿高跟鞋或穿高跟鞋长时间行走，对人体是不大适宜的，会引起足跟痛，腿脚乏力等疲劳感。对有些人还可引起胸闷、憋气等不适感。用自我按摩的方法可缓解和消除这些不适感。

（一）10分钟点穴法

以下每个穴位点1.5分钟。

1 百会

以拇指或食指、中指指腹点揉点按此穴，以有酸胀感为度。按揉此穴，有安神醒脑、益气升阳，医治头晕和头昏等功效。（图4-44）

2 肾俞

站位，两手叉腰，用拇指或四指指腹按揉同侧的肾俞穴。并同时进行腰部旋转运动，可壮腰强身。（图4-45）

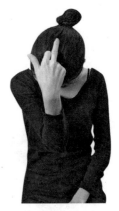

图 4-44 点揉百会

3 命门

取俯卧位，按摩者半跪在受按者一侧，以两手拇指相叠点按命门穴，有温阳固本、滋阴轻身的作用。（图4-46）

4 腰阳关

方法同上。（图4-47）

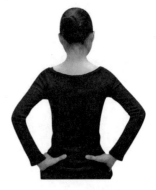

图 4-45 点按肾俞

⑤ 大肠俞

方法同上，或用两手拇指分按两侧的大肠俞，可治疗腰部不适之症。（图4-48）

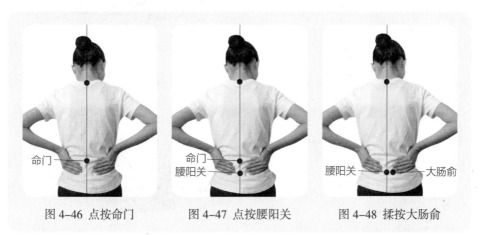

图 4-46 点按命门　　　图 4-47 点按腰阳关　　　图 4-48 揉按大肠俞

⑥ 足三里

坐位，以一手拇指点按同侧足三里穴，两侧交替进行可活血通络。（图4-49）

⑦ 太溪

坐位，或脱鞋后把脚放于座位上，以一手拇指与食指成钳状，拇指点放于同侧的太溪穴，食指则点放于昆仑穴，两指相对用力。（图4-50）

以下每个穴位点1分钟。

① 关元

取仰卧位，按摩者以一手拇指指腹或中指指腹点按揉关元穴，在按揉的过程中加以颤法，使患者

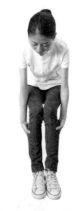

图 4-49 按揉足三里

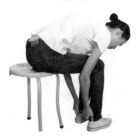

图 4-50 按揉太溪

有热感渗透为度，有益气助阳和强腰壮
肾的作用。（图4-51）

② 气海

同上。（图4-52）

③ 肾俞

两手叉腰，以两手拇指指腹点按揉
同侧的肾俞穴，有强腰壮筋骨的作用。
（图4-53）

④ 腰阳关

同上。（图4-54）

⑤ 环跳

令患者俯卧，按摩者屈臂以肘点压环跳穴，力量适度，均匀柔和按揉，切
忌暴力，否则会由于臀肌紧张而造成按摩不适感。按摩此穴，有疏通膀胱经络
的作用。（图4-55）

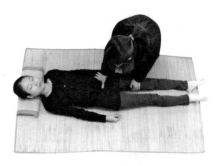

图 4-51 点按揉关元

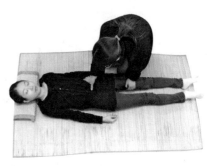

图 4-52 点按气海

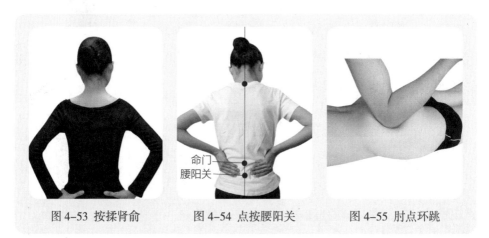

图 4-53 按揉肾俞　　　　图 4-54 点按腰阳关　　　　图 4-55 肘点环跳

6 殷门

患者俯卧，按摩者酌情以两拇指指腹分按两侧穴位或两拇指叠加按压一侧穴位，有疏通膀胱经气作用。（图4-56）

7 委中

俯卧位或坐位，小腿略弯曲，以拇指点揉该穴，有壮腰舒筋的功效。（图4-57）

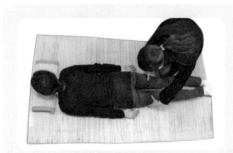 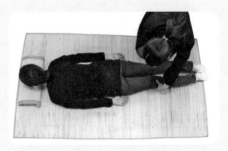

图 4-56 点按殷门　　　　　　　　图 4-57 点按委中

8 足三里

两腿平放，两手拇指分按两侧的足三里穴。有健脾和胃，益气和血，补益后天之本的功效。（图4-58）

9 三阴交

以一侧小腿平放于另一侧大腿上，用另一侧手指点揉三阴交，有滋阴益肾和强腰之效。（图4-59）

10 太溪

太溪为足少阴肾经的原穴，为原气出入之场所。按揉此穴有滋阴潜阳和强腰壮肾之效。（图4-60）

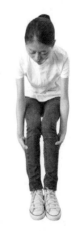

图 4-58 按揉足三里

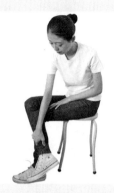
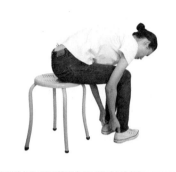

图 4-59 按揉三阴交　　　　　　　图 4-60 按揉太溪

（二）10分钟自我按摩法

每种方法操作25分钟。

1 搓腰背

坐位，上身正直，两手叉腰，大拇指在前，其余四指在后，从上自肝俞以手掌推搓至骶尾部，至骶部时要加大次数与力度，可强腰壮肾、疏通经络、解除疲劳。（图4-61）

2 叩腰骶

站位或坐位，两手握拳，以拳眼部沿督脉、膀胱经走行均匀、用力叩击之，尤于髂腰角及尾骶部重点叩击，有舒筋活络和调畅气血的作用。（图4-62）

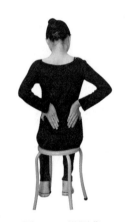

图 4-61 搓腰背

3 摩腹

仰卧位，右手在下，左手在上，放于脐部，以脐部为中心顺时针按摩，用力适中，速度缓慢，均匀有利，有调气血、理气机、补元阳之功。（图4-63）

④ 拿跟腱

　　坐位，脚放于与座椅同高或略低的椅子上，以一手拇指和食、中指，分别由两侧相对夹捏住同侧下肢的三阴交穴及绝骨穴，做一松一紧的提捏跟腱手法，并由上至下经踝骨后至脚跟后侧，如此两侧交替进行，有通经络止腰痛和解除全身疲劳的功效。（图4-64）

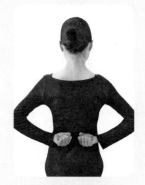
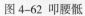
图 4-62　叩腰骶

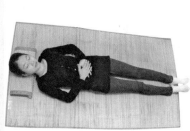
图 4-63　摩腹法

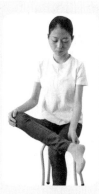
图 4-64　拿跟腱

（三）注意事项

①　尽量少做剧烈的活动及繁重的体力劳动。

②　多做腰部旋转活动。

③　经常用热敷法作为保健疗法。

④　可涂搓活血类的药膏。

五、熬夜疲劳的 10 分钟消除术

　　随着生活节奏的加快，人们常会加班工作，甚至熬夜，这时往往会产生头晕、眼花、颈肩不适、腰酸等疲劳感。假如能在工作期间稍事休息，喝杯咖啡，听听音乐，并进行一些自我按摩，对于恢复体能，消除疲劳，提高工作效率，将会起到事半功倍的作用。

（一）10分钟点穴法

每个穴位点1分钟。

1 攒竹

取坐位，两臂肘支于桌面，低头，以两手拇指或中指按揉攒竹穴，其余四指附着于额部。起初轻按穴位然后逐渐加压至有酸胀可忍受为度，在此基础上进行顺时针或逆时针按揉，保持力度均匀。10分钟后，减缓用力，轻微按揉穴位至酸胀感消失。点按此穴，可有清利头目，镇静安神的作用。（图4-65）

2 太阳

取坐位，两臂肘部支于桌面，低头，以两手拇指按揉同侧的太阳穴，其余四指附着于头顶，点穴程序同上。有清肝明目，镇静安神的作用。（图4-66）

3 百会

取坐位，低头，点穴手臂肘部支于桌面，以中指食指叠加按百会穴，点穴过程中，还可使用颤法（高血压、椎动脉型颈椎病，一般慎用颤法），有醒脑镇静的作用。（图4-67）

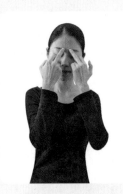 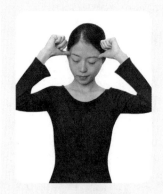 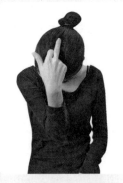

图4-65 点压攒竹　　　　图4-66 揉按太阳　　　　图4-67 点揉百会

④ 风池

坐位。以两手拇指点按同侧风池穴，力量适中，有醒脑开窍明目之功。（图4-68）

⑤ 内关

以一手拇指指腹按揉另一手臂的内关，有宽胸理气，和胃止呕和安神定惊的作用。（图4-69）

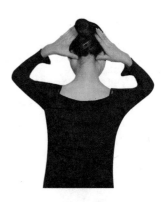

图 4-68 揉按风池

⑥ 合谷

以一手拇指指腹按揉另一侧合谷穴，有通窍止痛的作用。（图4-70）

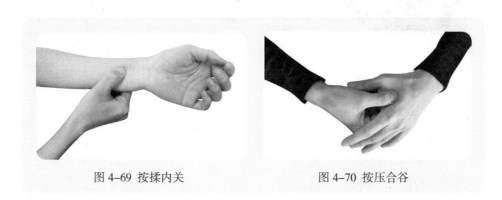

图 4-69 按揉内关　　　　　　　　　　图 4-70 按压合谷

⑦ 肾俞

两手叉腰，以拇指点按同侧肾俞穴，点按时，加以腰部旋转，有强腰壮筋助阳的功效。（图4-71）

⑧ 膝阳关

取坐位，以同侧拇指点按此穴，有活血散寒的作用。（图4-72）

9 足三里

取坐位，以两拇指点按足三里，或者两腿平放于另一椅子上，以同侧手中指点按足三里穴，拇指在胫骨内侧与中指相对用力。有和胃理气，温阳强身，活血通络的作用。（图4-73）

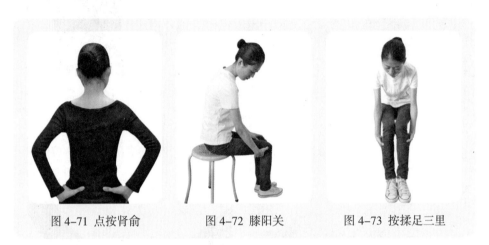

图4-71 点按肾俞　　　　图4-72 膝阳关　　　　图4-73 按揉足三里

（二）10分钟自我按摩法

每种方法操作1.5~2分钟。

1 开天门法

取坐位，两肘支于桌面，略低头，两手半握拳，食指桡侧放于头维穴处，两手拇指指腹部交替自印堂穴推至前额发际处。可消除疲劳，祛除烦闷，通经活络。（图4-74）

2 刮眉弓

取坐位，两肘支于桌面上，略低头，两手半握拳，拇指指腹按于两侧太阳穴，以屈曲的食指外侧面由攒竹穴到丝竹空穴进行刮法，匀速用力，有镇静明目和消除精神疲劳的作用。（图4-75）

③ 干洗面

双手五指略并拢，放于左右面颊，自下而上，旋转往返抚摩推运，以双手手指的指腹与掌心着力，形如双手洗脸，以面部感觉微热为宜。此法可行气活血，通经活络，消除疲劳。（图4-76）

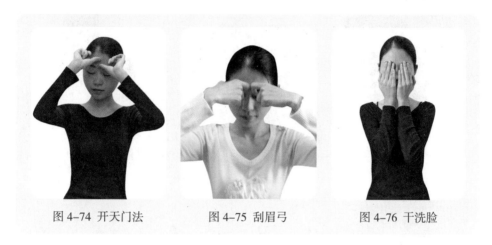

图 4-74 开天门法　　　　图 4-75 刮眉弓　　　　图 4-76 干洗脸

④ 拿捏颈项

取坐位，两手十指交叉放于颈项处，以两手相对用力，拿捏颈项肌肉，有舒筋活血和解除颈肩疲劳的作用。（图4-77）

⑤ 推擦腰骶

取站立或坐位，两手后背，掌侧放于两侧腰部，以掌根和四指指腹着力，从第1腰椎至骶尾部，往复上下推擦，以发热为宜，着力要深沉，均匀和缓，持续连贯，切忌轻搓皮肤。有消除腰部肌肉疲劳，强腰壮骨，温补肾阳的作用。（图4-78）

⑥ 拿捏腓肠肌

取坐位，一侧小腿的足踝放于另一侧的大腿上，以同侧或对侧手拿揉腓肠

肌，另一侧手扶住受按腿，两侧交替进行，此法能舒筋活络，行气活血，消除疲劳。（图4-79）

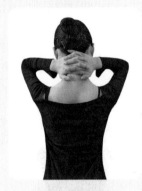
图 4-77 拿捏颈项

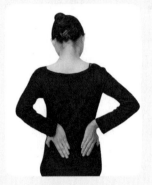
图 4-78 搓擦腰骶

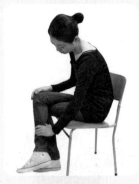
图 4-79 拿捏腓肠肌

（三）注意事项

尽量保持一定的生活规律。

六、小腿抽筋后疲劳的 10 分钟消除术

腓肠肌痉挛，俗称小腿抽筋，多因感受寒气而致。从中医理论讲，人体由于受到外界寒邪的侵袭，寒邪入内，阻滞膀胱经脉，寒为阴邪，主收引，所以会使小腿拘急挛缩，疼痛难忍。按现代医学讲，就是腓肠肌痉挛。由于肌肉痉挛过程中，肌肉一直处于僵直状态，消耗大量的能量，肌酸产生较多，使人在痉挛过后产生酸困的不适感。若在此种情况下加以按摩，促进局部血液循环，使肌酸代谢增快，对于消除疲劳不适感是最简便而又对症的方法。

（一）10分钟点穴法

每个穴位点按1分钟，反复点按3～5次。

① 肾俞

两手叉腰，用拇指指腹分按两侧肾俞，并加腰部旋转活动。（图4-80）

② 大肠俞

同上或以四指腹点按，用力适当，以有酸胀为度，可疏通膀胱经气和疏散外邪。（图4-81）

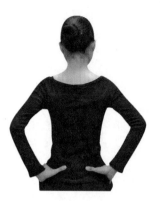

图 4-80 点按肾俞

③ 委中

坐位，屈膝，以中指指腹点按委中穴，拇指附着于髌骨上方，用力不可过猛。（图4-82）

④ 阳陵泉

以拇指点按同侧阳陵泉穴，其余四指附着于小腿后外侧、持续按揉或弹拨至有酸胀感为度。一切筋病均可点按此穴。（图4-83）

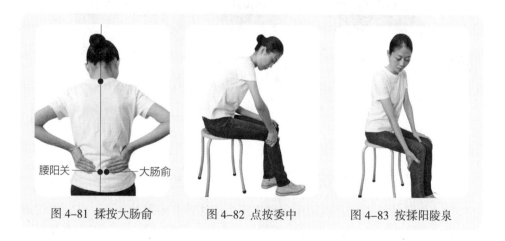

图 4-81 揉按大肠俞　　　图 4-82 点按委中　　　图 4-83 按揉阳陵泉

⑤ 合阳

取坐位，屈膝，以两手拇指指腹点按同侧的合阳穴，其余四指附着于胫骨

117

前缘，缓而有力地点按、揉，至有酸胀感为妙，然后轻柔按揉减缓用力，至穴感消失再重新按揉，重复3～5次。（图4-84）

⑥ 承山

取跪式，患腿外展，以同侧拇指指腹点按，其余四指附着于胫骨前缘，用力适度。按揉此穴可以疏通经络、活血散寒，常可用来治疗小腿厥冷、麻木、酸乏等症状。（图4-85）

⑦ 绝骨

以一侧拇指点按同侧穴位至有酸胀感。此穴为髓之会，有益精填髓、强身健体之功。（图4-86）

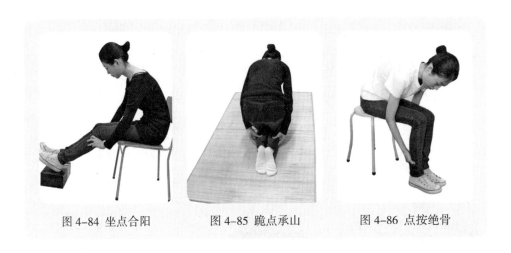

图 4-84 坐点合阳　　　　图 4-85 跪点承山　　　　图 4-86 点按绝骨

⑧ 昆仑

昆仑为膀胱经原穴，以一手拇指指腹点按外踝与跟腱的中点。此穴不可刺激过强，应和缓均匀渗透。（图4-87）

9 太溪

与昆仑相对，位于跟腱的内侧，点按法同上。太溪为肾经原穴，易受邪之人往往体质较弱，点按此穴可疏通肾经原气，滋肾阴，益肾气。（图4-88）

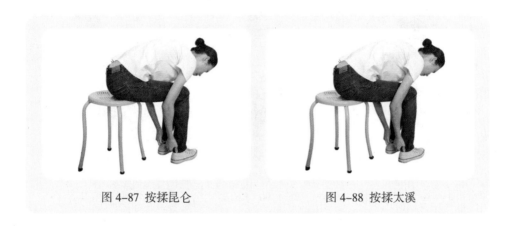

图 4-87 按揉昆仑   图 4-88 按揉太溪

（二）10分钟自我按摩法

1 拿捏腓肠肌

取坐位，一侧小腿放于另一侧的大腿上，以对侧手拿捏腓肠肌，另一侧手扶住受揉的小腿。开始按揉时，用力要均匀柔和，不可过强，随着时间的延长，耐受性增大，可酌情加大力度。方向：从膝腘部至跟腱处，往复数次，至内部感觉温热为度。可持续2分钟左右。（图4-89）

2 拿跟腱

取坐位，脚放于与座椅同高或略低的椅子上，以一手的拇指和食中指，分别由两侧相对夹捏住同侧下肢的绝骨穴及内侧三阴交，从上至下，做一松一紧的提捏跟腱手法，反复进行，持续2分钟左右。（图4-90）

③ 搓拿双足部

取坐位，脱掉鞋，先活动趾关节，再以拇指及食中指拿揉足背及足底，并被动使足背屈。（图4-91）

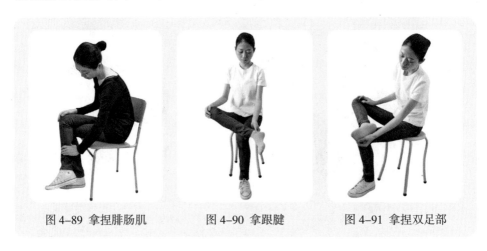

图 4-89 拿捏腓肠肌　　图 4-90 拿跟腱　　图 4-91 拿捏双足部

④ 推涌泉

体位同上，以拇指或食指或中指指间关节沿涌泉至太溪穴处施以平推法。每推至涌泉处，用力点按并揉之，往复数次。这对改善内脏功能，迅速恢复体力，有显著疗效。（图4-92）

⑤ 搓腰骶

坐位，上身正直，两手叉腰，大拇指在前，其余四指在后。自肝俞至腰骶部，以搓法上下反复进行，可疏通经脉和强腰御寒。（图4-93）

⑥ 搓腓肠肌

取坐位，将抽筋之腿放于健侧的大腿上，裸露皮肤，并于腘窝至跟腱之间，涂擦少许按摩乳，以一手的小鱼际从上至下施以搓法，至小腿内部感觉温热为度。（图4-94）

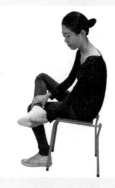
图 4-92 推涌泉

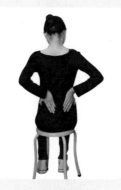
图 4-93 搓腰骶

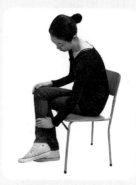
图 4-94 搓腓肠肌

（三）注意事项

1. 用力要适度，避免擦伤皮肤。
2. 平时应适当增加体能锻炼。
3. 平时可多做自我按摩。
4. 避风寒。
5. 经常抽筋者游泳时要更加注意。

七、棋牌疲劳的 10 分钟消除术

为了丰富业余生活，人们在茶余饭后往往搭起棋桌、牌桌，既可调节紧张的情绪，又能联络街坊邻里的感情。但在玩牌过程中，精神集中，情绪时而兴奋，时而低沉，而且坐着不动，所以在下完棋、打完牌后往往头晕、目涩、恶心、腰痛、腹胀等。打牌时间过长，对人体是一种损害。如果稍感不适，应该用推摩手法对自己的机体进行自我调节。

（一）10分钟点穴法

患者取坐位，全身放松。

1 攒竹

以两手拇指指腹点按同侧攒竹，其余4指附着于额顶部，用指揉法顺时针方向按揉9次，逆时针方向按揉9次，再重复一遍，共计36次。（图4-95）

2 鱼腰

操作过程同上。（图4-96）

3 睛明

以手拇、食指相对点按两眼的睛明穴，一按一松，用力要均匀缓和，不可过猛，点按10次左右。还可酌情使用颤法，使其具有渗透感。（图4-97）

点按以上3穴，可以减缓或减轻眼肌的疲劳紧张感，放松眼轮匝肌、内直肌、上直肌等眼部周围肌群，达到头清目爽的效果。

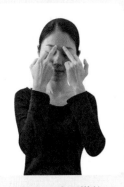 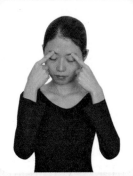 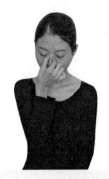

图4-95 点压攒竹　　　　图4-96 点压鱼腰　　　　图4-97 点压睛明

4 内关

以一手拇指点按另一手的内关穴，使有酸麻重沉的感觉，有和胃止呕，宽胸理气之功。（图4-98）

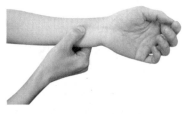

图4-98 按揉内关

⑤ 合谷

以一手拇指点按另一手的合谷，并按揉之，有醒神止头痛的作用。（图4-99）

⑥ 膻中

以一手中指指腹轻微叩击膻中穴，然后以中指指腹点按揉，有宽胸理气的作用。（图4-100）

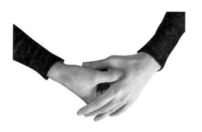

图 4-99 按压合谷

⑦ 肾俞

两手叉腰，以两手拇指点按两侧肾俞，其余4指附着于十二浮肋处。均匀渗透点按，并辅助以腰部活动，可以解除腰部肌群的疲劳感。（图4-101a、图4-101b）

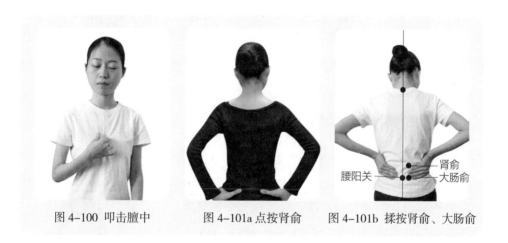

图 4-100 叩击膻中　　　　图 4-101a 点按肾俞　　　图 4-101b 揉按肾俞、大肠俞

⑧ 大肠俞

以两手拇指或四指指腹点按两侧大肠俞，余指附着于髂前上棘处。同上图。

⑨ 膝阳关

取坐位，小腿放松，以两手拇指分按同侧的穴位，其余四指自然放松附着

于膝关节外侧。点按此穴，使小腿有酸胀感。此穴为治疗下肢厥冷的经验穴。（图4-102）

⑩ 太溪、昆仑

以对侧拇指、食指相对用力夹持点按这两个穴位，以有酸胀感为度，有舒筋活络，助阳壮腰之功效。（图4-103）

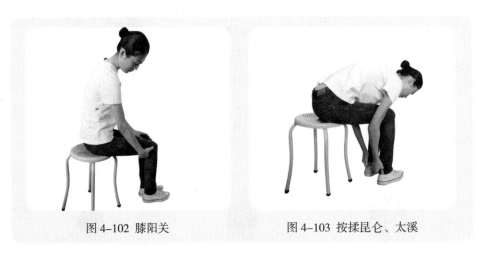

图 4-102 膝阳关　　　　　图 4-103 按揉昆仑、太溪

（二）10分钟自我按摩法

① 分抹眼睑

微闭双目，两手食指屈曲，分别用屈曲的食指第二节贴附于目内眦处，而后向目外眦处分抹30次，再由下眼睑内眦至外眦分抹30次，能益肝明目，调和气血。（图4-104）

② 开天门法

取坐位，两肘支于桌面，略低头，两手半握拳，食指侧放于额顶部，两手拇指指腹部交替自印堂穴推

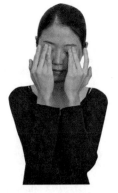

图 4-104 分抹眼睑

至前额发际处。此法可消除疲劳，祛除烦闷，醒脑开窍。（图4-105）

③ 扩胸振臂

站位，上肢屈曲平举，做扩胸运动20次，再将上臂上举，向后振动20次，能够起宽胸理气的作用。

④ 平推膻中

以一手拇指指腹从玉堂穴处平推至中庭穴，力度均匀，在膻中穴处可稍加停顿，可解郁除烦恼和宽胸理气。

⑤ 叩腰

取站位，两手握拳，以拳眼部叩击同侧腰部，可舒筋通络，调畅气血，解除腰背部疲劳。（图4-106）

⑥ 旋腰

以两手拇指点按住两髂腰角，其余4指附着于髂前上棘，在腰部活动的最大范围内，先顺时针再逆时针各旋转10次。（图4-107）

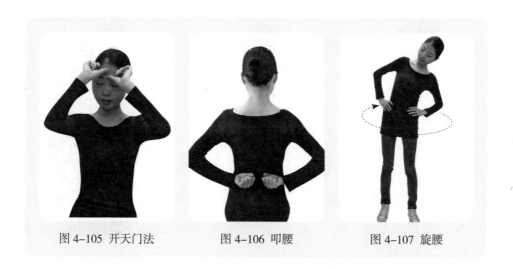

图4-105 开天门法　　　　　图4-106 叩腰　　　　　图4-107 旋腰

（三）注意事项

1 打牌时间不宜过长，其间应注意休息和活动。

2 打牌过后应活动各关节。

八、行路疲劳的 10 分钟消除术

随着交通工具和通信工具的增多，人们走路的机会减少了，偶尔走路过长会疲劳不堪，有的人甚至会感到头晕、腰酸、腿酸痛、足跟痛等。

西医学认为，大量的运动使局部肌肉耗氧量增多，血液循环加剧，以致代谢产生的肌酸过多，导致肌肉酸痛，而且还会压迫足跟产生代偿性的骨质增生。如果在步行过多而疲乏之时，进行保健按摩，可达到舒筋活络，消除疲劳之功。

（一）10分钟点穴法

每个穴位按摩1分钟左右。

1 百会

取坐位，以一手中指指腹点揉百会穴，有安神醒脑的功效。（图4-108）

2 太阳

取坐位，两肘支于桌面，低头以两手拇指点揉太阳穴，有安神镇静之功效。（图4-109）

3 肾俞

站立位，两手叉腰，以拇指点按肾俞穴，有强腰壮筋骨的作用。（图4-110）

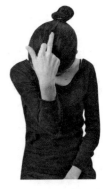

图 4-108 点揉百会

④ 大肠俞

站立位，以两手拇指或四指指腹点按两侧的大肠俞，余指附着于两髂前上棘处。在按揉过程中，加以腰部旋转活动，功效同上。（图4-111）

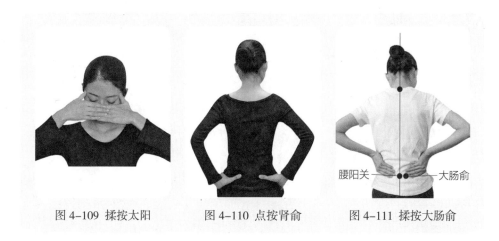

图4-109 揉按太阳　　　　图4-110 点按肾俞　　　　图4-111 揉按大肠俞

腰阳关　　　大肠俞

⑤ 承山

跪位，两小腿外展，以两手拇指分按两承山穴，其余四指附着于胫骨前缘，用力适度，有活血通经的作用。（图4-112）

⑥ 委中

坐位，屈膝，以两手中指点按两侧穴位，拇指附着于髌骨上方，切忌用力过猛。（图4-113）

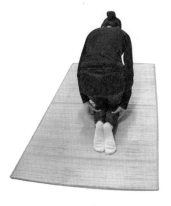

图4-112 跪点承山

⑦ 阳陵泉

以两手拇指分别点按同侧该穴，其余四指附着于小腿后外侧，持续按揉或弹拨至有酸胀感。此穴为筋之会，点按该穴可治疗下肢厥冷，酸麻痹痛等系列筋病。（图4-114）

⑧ 绝骨

以拇指点按同侧穴位至有酸胀感甚至有感传为度，此穴为髓之会，有益精填髓的效果。（图4-115）

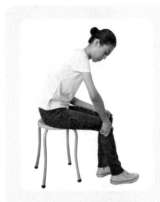
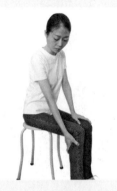
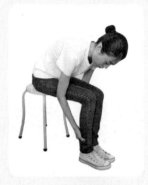

图4-113 点按委中　　　图4-114 按揉阳陵泉　　　图4-115 点按绝骨

⑨ 涌泉

盘腿坐于床上，以一手拇指点按涌泉穴，其余4指相对放于足背部，两者交替进行，有安神和解除腿足部疲劳的作用。（图4-116）

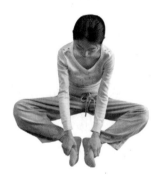

图4-116 点按涌泉

（二）10分钟自我按摩法

① 叩头皮

两手五指分开，自然弯曲，用手指指腹以一定力度并有一定节律地叩击头皮，可改善脑部血液循环，对脑部疲劳有明显的放松作用。（图4-117）

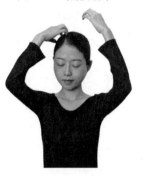

图4-117 叩头皮

②旋腰

站立位，两手叉腰，两拇指点按髂腰角，其余四指附着于髂前上棘处，在腰部最大活动范围内，顺时针和逆时针各旋转10次，可纠正腰部关节小错缝，缓解腰部肌肉紧张。（图4-118）

③拿捏腓肠肌

坐位，一侧小腿放于另一侧大腿上，以另一手拿揉腓肠肌，同侧手扶住受揉的胫骨处，从腘窝至跟腱处，顺序按揉拿捏之。（图4-119）

④叩足跟法

取坐位，脱掉鞋，以一脚搭于另一侧的大腿上，以对侧的手，半握拳均匀而有规律地叩打足跟，可持续5分钟左右，然后再进行另一只脚的操作。

⑤搓揉涌泉

坐位，脱鞋，一脚放于另一侧大腿上，以对侧手拇指或食指指间关节按揉涌泉穴及拿捏足背足底，然后以搓法搓足底足背，可迅速恢复功能。（图4-120）

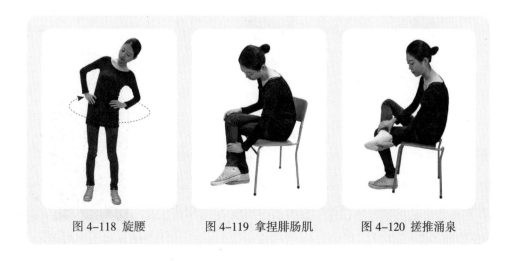

图 4-118 旋腰　　　图 4-119 拿捏腓肠肌　　　图 4-120 搓推涌泉

① 走路疲劳的过程中适当加以休息。

② 回家后用温热水洗双脚。

③ 行路时以穿平底鞋为佳。

九、洗澡疲劳的10分钟消除术

随着人们生活水平的提高、居住条件的改善，家庭安装热水器越来越普及。热水浴对于解除疲劳具有一定的积极作用。但是洗浴本身也是一种体力的消耗，因为洗热水浴促进了周身血液循环，加快了体内新陈代谢，所以洗浴后常有一种很舒服但也略疲乏的感觉。如果洗浴后能进行一些简易的按摩，对于解除疲劳、恢复体力是极有补益的。

（一）10分钟点穴法

每个穴位点1分钟。

① 百会

以拇指或食指、中指指腹点揉和点按此穴，以有酸胀感为度。有安神醒脑，医治头痛、失眠、高血压等功效。（图4-121）

② 四神聪

取坐位，一手扶住受按者额头，另一手除小指外四指指腹分按住4处穴位，进行点压或点揉按摩，或患者伏案，双手按两侧四神聪即可。有治疗头痛失眠的功效。（图4-122）

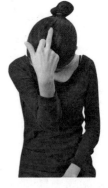

图4-121 点揉百会

③ 太阳

用拇指揉或抹，或用两手鱼际相对同时从上而下从两侧抹该穴，用力适度，不可过力，有开窍、镇静、清醒头目的作用。（图4-123）

④ 风池

以拇指指腹点按或用拇指、食指指腹拿捏两侧风池穴，以酸胀为度，有醒神、镇静、安眠、祛风活络的功用。（图4-124）

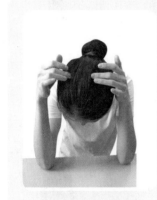 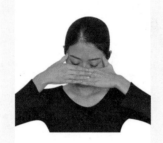 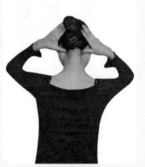

图 4-122 点按四神聪　　　图 4-123 揉按太阳　　　图 4-124 揉按风池

⑤ 肩井

用拇指和食指、小指提拿，稍待片刻再松手复原。此法强度较大，酸胀感明显并伴有微痛，但按摩该穴有舒筋活血的功效。（图4-125）

⑥ 肾俞

用拇指点揉或以双手掌双侧同时横擦肾俞穴，具有强身健体的作用。（图4-126）

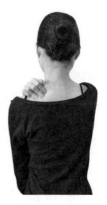

图 4-125 拿肩井

7 环跳

以肘点压环跳穴，力量适度，有通经络、舒筋骨的作用。（图4-127）

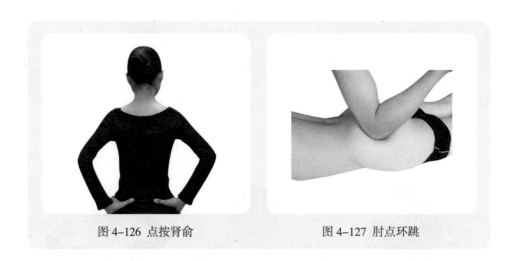

图4-126 点按肾俞　　　　　　图4-127 肘点环跳

8 委中

俯卧位或坐位，小腿略弯曲，以拇指点揉该穴，切记不可用力过猛，有壮腰舒筋的功效。（图4-128）

9 承山

用拇指点按该穴，用力适度，有通经活血舒筋的作用。（图4-129）

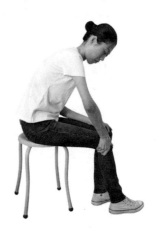

图4-128 点按委中

10 涌泉

用拇指或食指指间关节点压、点揉该穴，力量适度，有健体安神和疏通经脉的作用。（图4-130）

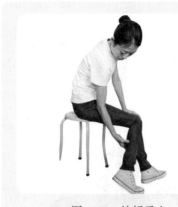
图 4-129 按揉承山

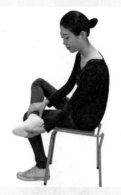
图 4-130 推按涌泉

（二）10分钟自我按摩法

① 叩击头皮

两手五指分开，自然弯曲，用手指指腹以一定力度和节律地叩击头皮。此法可改善脑部血液循环，对脑部的疲劳有显著放松作用。（图4-131）

② 手指梳头

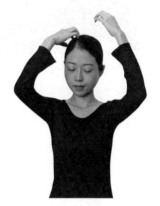
图 4-131 叩击头皮

双手五指分开，微屈曲，以指端和指甲尖顶压住头皮，由前额部向后头枕部推移，指甲不可过长。力量可稍重。以不梳伤头皮组织为度，推移时动作稍缓慢。可疏通头皮的脉络气血。

③ 揉捏双耳

用拇指和食指指腹相对，揉捏双耳。耳为宗脉之所聚，揉捏双耳可营调经脉，调节整体功能，还可利耳通窍。

④ 按揉太阳、风池

用两手拇指同时按揉两侧太阳、风池穴，可醒脑提神。（图4-132、图4-133）

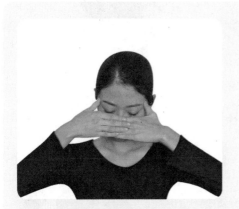

图4-132 揉按太阳

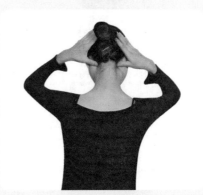

图4-133 揉按风池

⑤ 叩推腰部

将双手掌后伸放于腰部，下推10次。两手握拳，以拳眼部位叩击腰部10次，可强身调气血。（图4-134）

⑥ 拿搓股四头肌

以拇指及四指相对拿捏股四头肌及大腿后部肌群，或两手掌相对搓揉大腿肌群，注意两手掌贴紧大腿皮肤并用力挤压，不可摩擦皮肤，有通经活络之效。

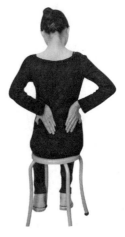

图4-134 叩推腰部

7 拿捏腓肠肌

拇指与其他四指相对，拿捏腓肠肌，注意小腿平放或放松，能通经活络和舒筋活血。

8 拿捏肱二头肌及前臂

以一手的拇指及其他四指相对，拿捏另一侧的肱二头肌及前臂肌肉，可舒筋活络。（图4-135）

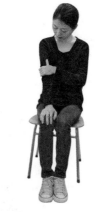

图 4-135 拿捏肱二头肌及前臂

（三）注意事项

1 水温要调至合适温度，保持浴室有空气流通。

2 洗浴时间不可过长。

十、讲课疲劳的 10 分钟消除术

作为一名教师，要查大量资料、备课、登台授课、辅导、批改作业、做实验等，其辛苦可想而知。尤其是站讲台讲课，既要不停地讲，又要不停地书写。中医认为，多言伤气耗津，难怪一堂课下来，教师会觉得很疲惫。如果在讲课后按如下方法去做，能够消除疲劳，恢复精力。

（一）10分钟点穴法

每个穴位按摩1分钟。

1 百会

取坐位，两臂肘部支于桌面，低头，以两手食指或中指点压百会穴，有醒神镇痛的作用。（图4-136）

② 四神聪

取坐位，以食指或中指按揉四神聪穴，有健脑安神的作用。（图4-137）

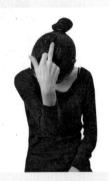

图 4-136 点揉百会

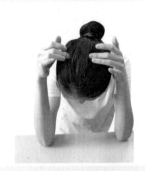

图 4-137 点按四神聪

③ 头维

取坐位，以两手拇指点揉两侧头维穴，有镇痛安神明目的作用。（图4-138）

④ 太阳

取坐位，以两手拇指按揉太阳穴，或以两手大鱼际揉太阳穴，有镇静安神的作用。（图4-139）

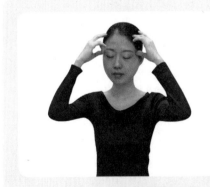

图 4-138 点压头维

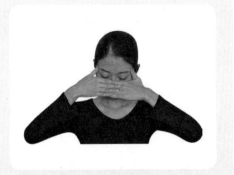

图 4-139 揉按太阳

⑤ 缺盆

用一手拇指点按对侧缺盆穴、两手交替，用力适度，可清咽利喉。（图4-140）

⑥ 肩髃

以一手中指点揉对侧肩髃穴，两侧交替按揉，有疏经通络，解除上肢疲劳的作用。（图4-141）

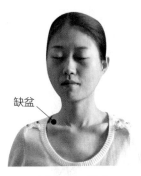

缺盆

图 4-140 缺盆

⑦ 鱼际

以一手拇指点揉对侧手鱼际穴，两手交替按摩，有利咽作用。（图4-142）

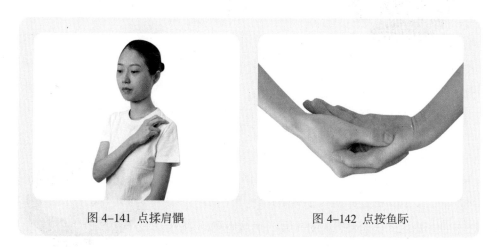

图 4-141 点揉肩髃　　　　　图 4-142 点按鱼际

⑧ 肾俞

站位，两手叉腰，用拇指按揉肾俞穴，可壮腰强身。（图4-143）

⑨ 承山

坐位，两脚放松，用同侧手拇指按揉承山穴，另一手自然夹住另一侧膝盖，有通经络和舒筋骨的作用。（图4-144）

⑩ 昆仑、太溪

取法同前，用同侧手拇指和食指分别掐揉昆仑穴与太溪穴，有缓解下肢疲劳和舒筋活络的作用。（图4-145）

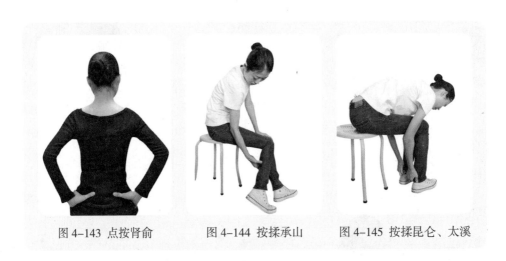

图4-143 点按肾俞　　　图4-144 按揉承山　　　图4-145 按揉昆仑、太溪

（二）10分钟自我按摩法

① 叩击头皮

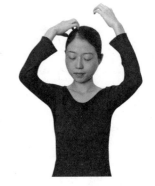

坐位，上身正直，两手手指自然分开并弯曲，以指面叩击头皮，从前额发际处开始，依次叩击头顶、耳后及枕部。此法可以改善头皮血液循环，提高大脑兴奋性、缓解疲劳。（图4-146）

② 分抹眼睑

图4-146 叩击头皮

微闭双目。两手食指屈曲，分别用屈曲的食指第2节贴附在目内眦处，而后向目外眦处分抹30次，然后再由下眼睑内眦至外眦分抹30次，能益肝明目。（图4-147a、图4-147b）

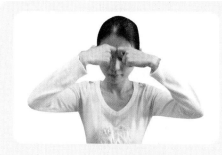 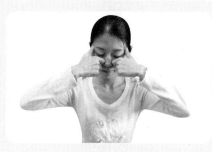

图 4-147a 分抹眼睑　　　　　　　　图 4-147b 分抹眼睑

③ 耸肩

坐位，上身正直，双臂自然下垂，做耸肩25次，可缓解上肢、肩部及背部肌肉的疲劳。

④ 旋腰

站位，两手叉腰，以两手拇指点按住肾俞穴，做左右旋腰动作，能缓解腰部肌肉的疲劳。

⑤ 拿捏股四头肌及腓肠肌

坐位，两腿放松，以拇指及其余4指夹捏住股四头肌及腓肠肌，两侧同时进行，可解除腿部疲劳。

⑥ 按摩双足

坐位，脱鞋，先活动趾关节，再以拇指及食中指拿揉足背及足底，能改善内脏功能，恢复体力。

（三）注意事项

① 可用胖大海1～2枚泡水，讲课时饮用。

② 课后可时常将双腿抬起平放，以增强下肢血液循环。

十一、考试疲劳的 10 分钟消除术

许多人都参加过考试，学生为了取得优异成绩，免不了要"开夜车"，考试下来总觉得十分疲乏，甚至还会感到头晕、头痛、失眠、食欲不振等。要消除这些考试的"后遗症"，除了以积极的方式应对考试外，按摩是非常好的方法。

（一）10分钟点穴法

每个穴位点按1分钟左右。

1 百会

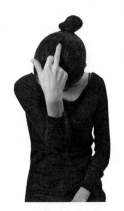

坐位，以一手中指指腹点揉百会穴，有安神醒脑作用。（图4-148）

2 四神聪

坐位，两肘支于桌面、低头，以两手食指、中指指腹分别点按两侧四神聪穴，有安神健脑的作用。（图4-149）

图 4-148 点揉百会

3 头维

坐位，两肘支于桌面，略低头，以两手中指指腹分别点按同侧头维穴，拇指放于太阳穴处，有健脑安神的作用。（图4-150）

4 攒竹

坐位，两肘支于桌面，略低头，两手半握拳，以拇指指腹点揉同侧攒竹穴，有解除眼部疲劳的作用。（图4-151）

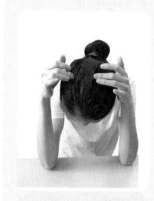
图 4-149 点按四神聪

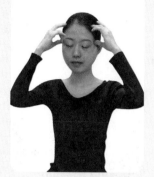
图 4-150 点压头维

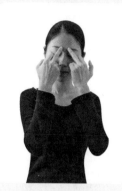
图 4-151 点压攒竹

5 睛明

坐位，微闭双目，以右手拇指、食指指腹分别点按两侧睛明穴，功效同上。（图4-152）

6 丝竹空

坐位，以两手拇指或食指点按同侧丝竹空穴，其余四指自然附于头顶部。功效同上。（图4-153）

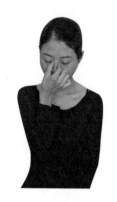
图 4-152 点压睛明

7 中脘

取仰卧位，以一手中指指腹点按中脘穴，有调理脾胃，促进胃肠功能的作用。（图4-154）

8 合谷

坐位，以一手拇指指腹点揉另一侧合谷穴，其余四指放于掌侧，相对用力。可消除疲劳。（图4-155）

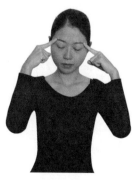
图 4-153 点压丝竹空

9 太阳

仰卧位或坐位，以两手拇指点揉太阳穴，可以镇痛醒神。（图4-156）

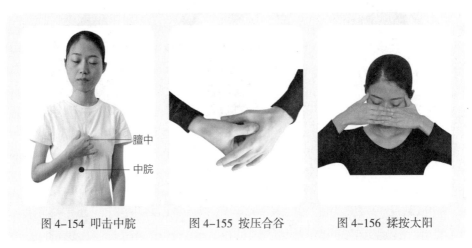

图4-154 叩击中脘　　　图4-155 按压合谷　　　图4-156 揉按太阳

10 风池

仰卧位或坐位，以两手拇指点揉两侧风池穴，力量适中有镇痛醒脑的作用。（图4-157）

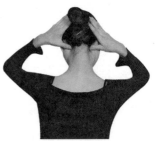

图4-157 揉按风池

（二）10分钟自我按摩法

每种方法按摩1.5分钟。

1 分推印堂

坐位，两肘支于桌面，略低头，两手半握拳，食指侧放于头维穴处，两手拇指指腹部交替自印堂穴推至前额发际处，可消除疲劳，祛除烦闷。（图4-158）

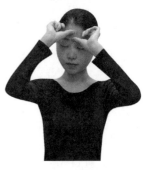

图4-158 分推印堂

刮眉弓

坐位，两肘支于桌面上，略低头，两手半握拳，拇指指腹按于两侧太阳穴，以屈曲的食指外侧面由攒竹穴到丝竹空穴进行刮法，要匀速适力，有明目作用。（图4-159）

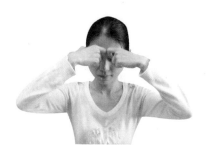

图 4-159 刮眉弓

③ 刮眼睑

方法见前。

④ 拿捏颈项

坐位，两手十指交叉放于颈项处，以两手手掌相对用力，拿捏颈项肌肉，有解除颈肩疲劳的作用。（图4-160）

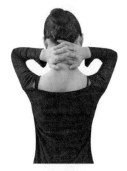

图 4-160 拿捏颈项

⑤ 拿肩井

坐位，以一手拇指与其余4指相对，拿捏肩井穴周围肌肉，两侧交替进行，有消除疲劳的作用。（图4-161）

⑥ 摩腹

仰卧位，两手相叠左手在上右手在下放于脐部，以脐部为中心按逆时针和顺时针方向分别按揉30次。有健脾和胃，理气化积，解郁散结的作用。（图4-162）

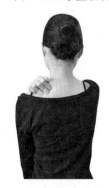

图 4-161 拿肩井

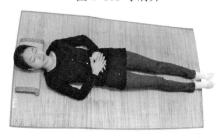

图 4-162 摩腹

1 保证充足睡眠。

2 适当调理饮食，补充营养。

3 加强体育锻炼。

十二、唱歌疲劳的 10 分钟消除术

卡拉OK机已进入了寻常百姓家，便于人们一展歌喉。如果在唱歌后再能进行放松按摩，又是一番享受。

（一）10分钟点穴法

每个穴点按1分钟左右。

1 太阳

坐位，两臂肘部支于桌面，低头，以两手拇指按揉太阳穴，有镇静作用。（图4-163）

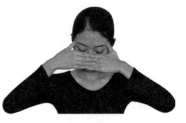

图 4-163 揉按太阳

2 人迎

以一手的拇指与食指作钳状，分按住两侧人迎穴，用力宜轻，两指相对向内点按，有解除咽喉部疲劳的作用。（图4-164）

3 肩井

以一手拇指点按住对侧肩井穴，其余四指自然夹住肩头，点揉肩井穴，可解除上肢疲劳。（图4-165）

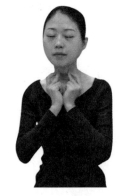

图 4-164 轻按人迎

④ 天宗

坐位或俯卧位，按摩者以拇指点揉天宗穴，能解除肩背疲劳。（图4–166）

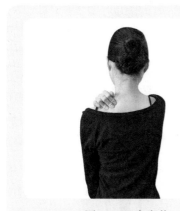
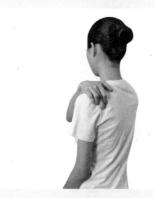

图 4–165　拿肩井　　　　　　图 4–166　点揉天宗

⑤ 气海

坐位或仰卧位，一手食指中指并拢，主要以中指点住气海穴。渐用力，至能忍受为度，可补气强身。（图4–167）

⑥ 关元

手法及作用同气海。（图4–168）

⑦ 承山

坐位，一侧腿平放略弯曲，以同侧手点按住承山穴，有舒筋通络的作用。（图4–169）

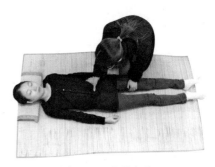

图 4–167　点按气海

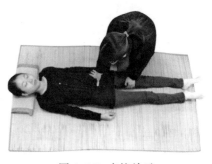

图 4–168　点按关元

145

8 太溪

以一侧小腿平放置于另一侧大腿上，用另一手拇指点揉太溪穴，可调气机，利咽喉。（图4-170）

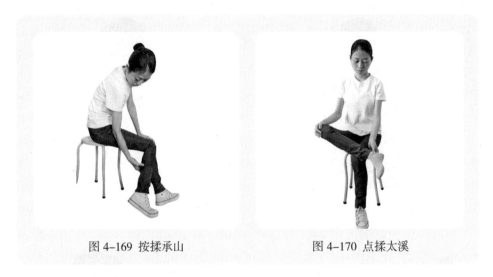

图 4-169 按揉承山　　　　　　　　　　图 4-170 点揉太溪

（二）10分钟自我按摩法

每种操作2分钟。

1 梳头

坐位，两手指弯曲并自然分开成梳状，以指甲面贴附于头皮，从前额发际开始，两手在两侧同时梳至后枕部，往复15次，用力要均匀、适度，可醒脑安神。

2 叩齿咽津

静坐，嘴唇微闭，上下牙齿相互匀速轻叩100次。叩齿过程中，口中津液多时分三口吞咽下。此法既可美容，又可补养精气，还可润喉。

③ 扩胸振臂

站位，上肢屈曲平举，做扩胸运动20次，再将上臂上举向后振动，能促进气血流通。

④ 拿捏腓肠肌

坐位，两腿放松，以拇指及其余四指拿捏住腓肠肌，两侧可同时按摩。可解除下肢疲劳。

⑤ 搓揉涌泉

坐位，脱鞋，一侧脚放于另一侧大腿上，以另一手拇指搓揉涌泉穴及拿捏足背足底，两侧交替按摩，可较快恢复体力。

（三）注意事项

① 唱歌时保持室内通风良好。
② 尽量不要饮酒、吸烟，以减轻对声带的刺激。
③ 唱歌时间不要太长。
④ 注意发声方法，切忌声嘶力竭地唱歌。

十三、饮酒疲劳的 10 分钟消除术

自古以来，酒就与人们的日常生活有着密切的联系，无论婚丧嫁娶，还是喜庆团聚、迎来送往，都少不了举杯共饮。

少量饮酒可促进血液循环，对身体是有益的。但是如果逞强豪饮，嗜酒无度，会增加肝脏负担，有头晕、头痛、恶心、疲乏等不适感。这时进行按摩，可消除酒醉，尽快恢复体力。

（一）10分钟点穴法

每个穴位点按1分钟左右。

1 百会

仰卧位或坐位，以一手中指点揉百会穴，有醒脑镇静的作用。（图4-171）

2 太阳

仰卧位或坐位，以两手拇指点揉太阳穴，可镇痛醒脑。（图4-172）

3 头维

仰卧位或坐位以两手拇指点按头维穴，可缓解头痛。（图4-173）

4 风池

坐位或仰卧位，以两手拇指点按两侧风池穴，力量适中，有镇痛醒脑作用。（图4-174）

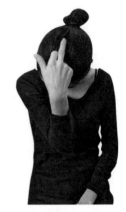

图 4-171 点揉百会

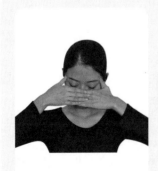

图 4-172 揉按太阳

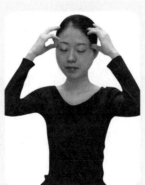

图 4-173 点压头维

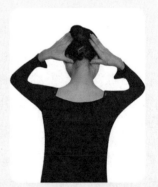

图 4-174 揉按风池

⑤ 内关

仰卧位或坐位均可，以一手拇指点按另一侧内关穴，能安神止头痛。（图4–175）

⑥ 合谷

坐位或仰卧位，以一手拇指点按另一侧合谷穴，有醒神止头痛作用。（图4–176）

⑦ 肝俞

坐位，以一手拇指尽力后伸点按同侧肝俞，或俯卧位让他人点按两侧肝俞，自我按摩时两侧交替做。点按肝俞穴，可促进肝脏解毒功能，有利于醒酒。（图4–177）

⑧ 胆俞

取法及功用同肝俞。（图4–178）

⑨ 天枢

仰卧位，以两手食指中指分别点按同侧天枢穴。可增强胃肠功能，利于醒酒并缓解胃部不适。（图4–179）

⑩ 足三里

坐位，以一手拇指点按同侧足三里穴，两侧交替进行能促进胃肠功能。（图4–180）

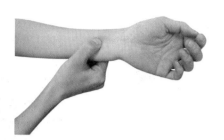

图 4–175　按揉内关

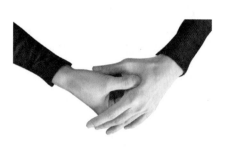

图 4–176　按压合谷

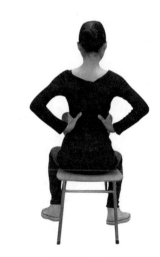

图 4–177　点按肝俞

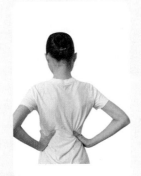
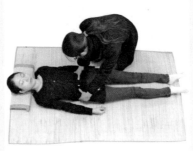
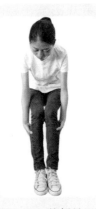

图 4-178 点按胆俞　　　　图 4-179 点按天枢　　　　图 4-180 按揉足三里

11 太溪

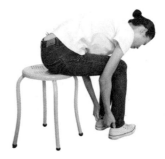

坐位，以一手拇指与食指成钳状，拇指点放于同侧的太溪穴，食指点放于昆仑穴，两指相对用力点按两穴。能促进肾脏功能，利于解酒，还可舒经络、活筋骨，解除疲劳。（图4-181）

图 4-181 按揉太溪

（二）10分钟自我按摩法

每种方法按摩2分钟。

1 梳头

取坐位，低头，两肘部支于桌面上，两手手指自然分开并呈弯曲状，从前额发际始，梳经头顶部至后枕部，力量均匀，速度稍慢。反复15～20次，可促进头部血液循环，解除头皮紧张，缓解头痛。

2 拿捏颈项

坐位，两手手指交叉握住放于颈部，以手掌部相对用力，拿捏颈部肌肉，解除颈部疲劳。

③ 摩腹

仰卧位，右手在下，左手在上，放于脐部、以脐部为中心顺时针按摩，用力适中，速度宜慢，能促进肠道功能的恢复以利醒酒。

④ 拿跟腱

坐位，脚放于与座椅同高或略低的椅子上，以同侧手的拇指和食中指，分别由两侧相对夹捏住同侧下肢的三阴交穴，另一手一松一紧地提捏跟腱，并由上向下经踝骨后至脚跟后侧，反复进行，可解除疲劳。

（三）注意事项

① 饮酒须适度。

② 饮酒过多，可吃些酸的水果或直接饮用少许食醋。

③ 酒后按摩最好取坐位。

十四、性生活疲劳的 10 分钟按摩消除术

和谐的性生活是家庭幸福、社会安定的重要因素。性生活是夫妻间情感的交融，心灵的碰撞。性生活后，神经系统由高度兴奋转向抑制，这时人体会感到全身酸软无力，有的还会有腰酸、腰痛的感觉，如果在性生活后，夫妻能相互按摩，不仅会很快消除疲劳感，而且对夫妻双方也是一次极大的身心享受，更能加深夫妻间的感情。

（一）10分钟点穴法

每个穴位点按1分钟左右。

1 百会

取仰卧位，按摩者半跪式在受按者头前部，以右手拇指点按百会穴，左手及右手其余四指夹住受按者头部。（图4-182）

2 太阳

取法同上，以两手指按揉受按者左右两侧太阳穴。（图4-183）

3 关元

取仰卧位，按摩者半跪式在受按者一侧，以一手拇指或中指指腹点按关元穴。（图4-184）

4 气海

方法及作用同关元。（图4-185）

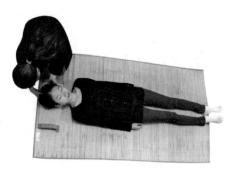

图 4-182 点按百会

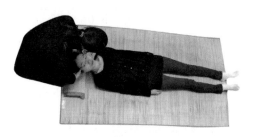

图 4-183 揉按太阳

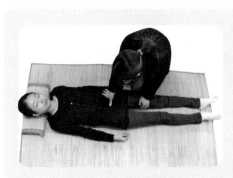

图 4-184 点按关元

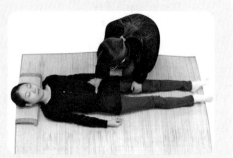

图 4-185 点按气海

⑤ 命门

取俯卧位，按摩者半跪式在受按者一侧，以两手拇指相叠点按命门穴。（图4-186）

⑥ 肾俞

方法同命门。（图4-187a）

⑦ 腰阳关

方法同命门。（图4-187b）

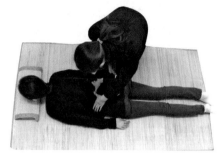

图 4-186　点按命门

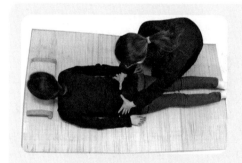

图 4-187a 点按肾俞

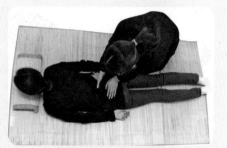

图 4-187b 点按腰阳关

⑧ 八髎

方法同命门。女性常用。（图4-188）

⑨ 三阴交

取仰卧位，按摩者跪式于受按者足底侧，以两手拇指指腹点揉两侧三阴交穴，其余4指绕过胫骨前相对用力。（图4-189）

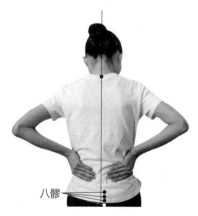

八髎

图 4-188　八髎

10 太溪

受按者取仰卧位,按摩者跪式于受按者足底侧,以两手拇指指腹相对作钳状,以拇指指腹点按太溪穴,食指指腹点按住昆仑穴。(图4-190)

11 涌泉

方法同太溪。(图4-191)

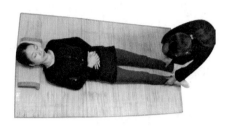

图 4-189 点揉三阴交

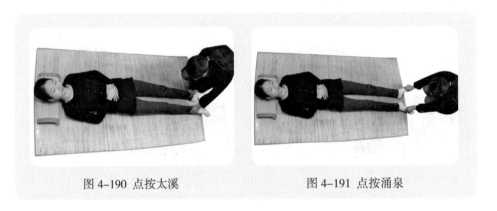

图 4-190 点按太溪

图 4-191 点按涌泉

(二)10分钟自我按摩法

每种手法1.5分钟左右,仍应以夫妻相互按摩为主。

1 叩头皮

受按者取俯卧位,按摩者半跪于受按者体侧,双手手指自然分开并略弯曲,以指腹为着力点叩击受按者头皮。

2 推运印堂

受按者取仰卧位,按摩者半跪于其一侧,以一手拇指指腹放于印堂穴,其余四指放于同侧目外,自印堂穴直推于发际,30次左右。

③ 按揉关元

受按者取仰卧位，按摩者跪式于其一侧，并两手掌相叠，以掌根紧贴于关元穴上，顺、逆时针各按揉50次，揉至有热感时效果更好。

④ 点揉肾俞

受按者取俯卧位，按摩者跪式于其一侧，用两手拇指与中指相叠并分别放于两侧肾俞穴，按摩者双臂垂直辅以身体之力点揉双侧肾俞，点穴的同时可伴用相叠之手掌推揉腰部，以局部酸胀为宜。

⑤ 推按腰肌

受按者取俯卧位，按摩者跪式于其一侧，用两手掌相对放于受按者脊柱两侧，从第1腰椎至骶尾部推按两侧腰肌。推按结合，力透体表，不能搓皮肤，而且操作者两臂要垂直。

⑥ 点揉委中

受按者取仰卧位，两腿分开，按摩者跪式于两腿间，用两手拇指指腹点按住两侧委中穴，其余四指自然握住膝外侧。

⑦ 搓拿双足

受按者取仰卧位，按摩者盘坐于其足侧，两手拿住一只脚，点、搓、拿足趾、足底、足背及踝关节周围，双脚交替进行。

（三）注意事项

1 不可房事过度。
2 按摩时注意身体保暖，勿着凉。
3 注意饮食调养。

十五、消除性生活疲劳的 10 分钟壮阳固精功

（一）壮阳固精功可消除性生活疲劳

性生活过频或时间过长，可能导致由于性生活疲劳引起的阳痿、早泄、腰酸尿频、失眠健忘、梦遗滑精等症。练习此功，可温补命门相火，填精益肾，充脑补髓，使人精力充沛。

（二）练习方法

1 搓涌泉

盘膝而坐，双手搓热后，手掌紧贴脚面，从趾根处沿踝关节至三阴交一线，往返摩擦20～30次，然后两手分别搓涌泉81次。要意守涌泉，手势略有节奏感。

2 摩肾俞

两手掌贴于肾俞穴，中指正对命门穴，同时从上向下、从外向里做环形按摩共30次。要意守命门。

3 抖阴囊

后背靠实，取半仰卧姿势。一手扶阴茎，另一手食、中、无名3指托住阴囊下部，上下抖动100～200次，换手再抖动100～200次。要意守丹田，逐渐加力。练有一定基础后，改为单掌上下拍打阴囊100～200次。

4 疏任督

一手置于会阴穴，另一手小指则放于曲骨穴，两手同时用力摩擦睾丸、阴茎100次左右，换手再摩擦100次左右。要意守丹田，逐渐加力。

⑤ 提阳根

一手掌面的劳宫穴贴丹田，另一手握阴茎，向上、下、左、右各提拉100次。要独立守神，清静思想。

⑥ 壮神鞭

两手掌夹持阴茎（龟头外露），逐渐加力，来回搓动100～200次。不能憋气，如产生性冲动，一手持阴茎，另一手食、中指压住会阴穴，收腹提肛（如忍大便状）。要澄清思念，净化欲望。

十六、散步后疲劳的 10 分钟消除术

俗语说："饭后百步走，活到九十九。"经常到公园、湖边、空旷的场地散步，不仅能呼吸到新鲜空气，还能松弛人们紧张的神经。但散步毕竟还是一种轻体力消耗，所以有时也会有疲劳感。散步后适当的按摩，对健康更有好处。

（一）10分钟点穴法

每个穴位点按1.5分钟左右。

① 风池

取站立位，以两手拇指指腹点按风池穴（两侧分别同时点按），其余4指自然分开放于头顶部，与拇指相对用力。有通经活血和安神作用。（图4-192）

② 印堂

取站立位，以一手拇指指腹点按印堂穴，其

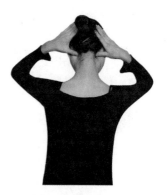

图 4-192 揉按风池

余四指放于对侧目外，有醒神健脑作用。（图4-193）

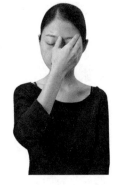

图 4-193 点按印堂

③ 内关

取站立位，以一手拇指指腹点按住对侧内关穴，其余四指放于臂对侧相对用力，两侧交替进行，有通络和胃、安神的作用。（图4-194）

④ 合谷

取站立位，以一手拇指指腹点按对侧合谷穴，食指于掌侧与拇指成钳状相对用力。两侧交替进行，有通经活络、解除疲劳的作用。（图4-195）

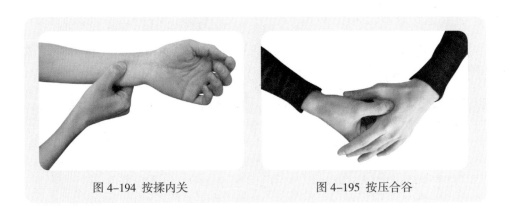

图 4-194 按揉内关　　　　　　图 4-195 按压合谷

⑤ 肾俞

取站立位，两手叉腰，拇指在后，其余四指在前，以拇指指腹点按两侧肾俞穴，有补肾温阳、壮腰强筋骨作用。（图4-196）

⑥ 足三里

取坐位，双拇指点同侧足三里，或者两腿平放于另一椅子上，以同侧手中指点按足三里穴，拇指在胫骨内侧与中指相对用力，有和胃理气、温阳强身作用。（图4-197）

⑦ 三阴交

取法同上，以同侧拇指点按，有健脾和胃，安神健脑，通经活血，补气温阳的作用。（图4-198）

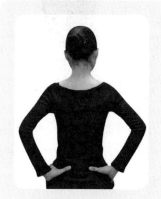
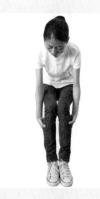
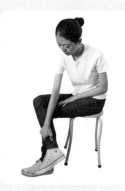

图 4-196 点按肾俞　　　　图 4-197 按揉足三里　　　　图 4-198 按揉三阴交

（二）10分钟自我按摩法

每种方法操作2分钟。

① 干洗脸

取站立位，双手五指略并拢，放于左右面颊，自下而上，旋转往返抚摩推运，以双手手指的指腹与掌心着力，形如双手洗脸，以面部觉微热为宜。可行气活血，通经活络，消除疲劳。（图4-199）

② 搓揉双耳

取站立位，双手拇指与食指相对，以指腹点揉及指侧搓揉相结合，以两耳微热为宜。有通经

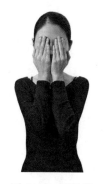

图 4-199 干洗脸

活络、理气活血、调和脏腑、消除疲劳的作用。（图4-200）

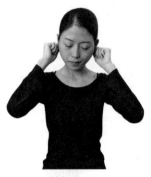

图4-200 搓揉双耳

③ 摩腹

取站立位，两手掌相叠，左手在上，右手在下，放于上腹部，顺、逆时针各按揉30次。有健脾和胃的作用。

④ 推擦腰骶

取站立位，两手后伸，掌侧放于两侧腰部，以掌根和四指指腹着力，从第1腰椎至骶尾部，往复上下推擦，以发热为宜，着力要深沉，均匀和缓，持续连贯，切忌轻浮搓皮肤。有消除腰部肌肉疲劳、强腰壮骨、温补肾阳的作用。

⑤ 拿捏腓肠肌

取坐位，一侧小腿放于另一侧大腿上，以同侧手拿揉腓肠肌，另一手扶住受按腿，两侧交替进行。能舒筋活络、行气活血，消除腿部疲劳。

（三）注意事项

宜每次少走，每天多走几次。

十七、划船后疲劳的 10 分钟消除术

划船是一种全身性的运功，手臂、肩背、腹部、腿部在划船后常会感到酸胀甚至疼痛。这时如能进行按摩，会很快消除疲劳，恢复体力。

（一）10分钟点穴法

每个穴位点按1分钟左右。

① 肩井

取站位或坐位，以一手拇指指腹绕颈前点按对侧肩井穴，其余4指扣握住肩，两侧交替点按，有解除肩部疲劳的作用。（图4-201）

② 肩贞

取站位或坐位，以一手中指指腹绕颈前点按对侧肩贞穴，其余4指自然扣握住肩头，两侧交替进行，有疏通经络的作用。（图4-202）

③ 肩髃

取站位或坐位，一手绕过颈前，以拇指点按肩髃穴，其余四指相对握住三角肌，两侧交替进行，有通经活络的作用。（图4-203）

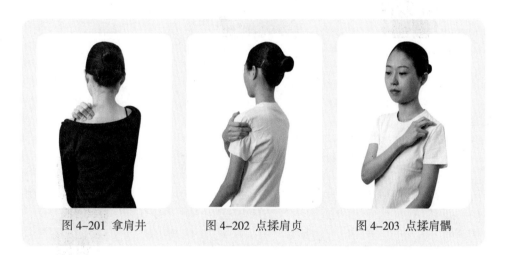

图 4-201 拿肩井　　　　图 4-202 点揉肩贞　　　　图 4-203 点揉肩髃

④ 臂臑

取法功用同肩髃。（图4-204）

⑤ 曲池

取站位或坐位，一侧手臂屈肘，以对侧手的拇指指腹点按曲池穴，其余四

指相对握住肘关节，两侧交替进行，有舒筋通络的作用。（图4-205）

6 合谷

　　取站位或坐位，以一手拇指指腹点按对侧合谷穴，食指相对捏住掌侧，两侧交替进行。有通经活络，调畅气血，恢复体力的作用。（图4-206）

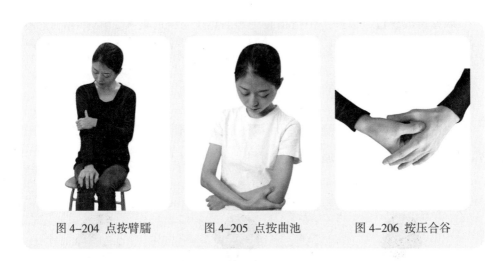

图4-204 点按臂臑　　　　图4-205 点按曲池　　　　图4-206 按压合谷

7 伏兔

　　取坐位，以同侧手拇指指腹点按同侧伏兔穴，可解除腿部疲劳。（图4-207）

8 风市

　　取坐位，以同侧手中指或拇指指腹点按风市穴，两侧要同时进行，有通经活络的作用。（图4-208）

9 血海

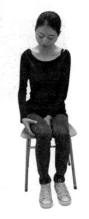

图4-207 点按伏兔

　　取坐位，以同侧手拇指指腹点按血海穴，其余四指相对放于大腿外侧，两侧可同时进行，有舒筋活络和调畅气血的作用。（图4-209）

⑩ 承山

取坐位，把一侧小腿放于另一侧大腿上，以另一手拇指指腹点按承山穴，其余四指扣住胫骨侧，两侧交替进行，有解除小腿部疲劳的作用。（图4-210）

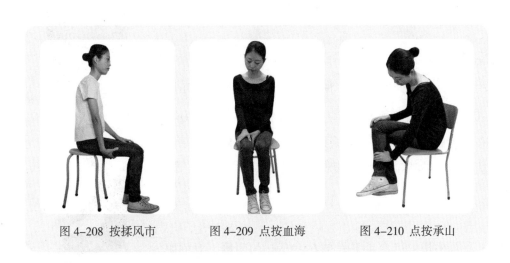

图4-208 按揉风市　　图4-209 点按血海　　图4-210 点按承山

（二）10分钟自我按摩法

每种手法2分钟。

① 拿肩井

取坐位，一手绕颈前以拇指与其余4指相对拿捏肩井穴及其周围的肌肉，两侧交替进行，有恢复体力的作用。（图4-211）

② 振臂扩胸

取站立位，两臂侧平举做内收外展振臂扩胸，手臂尽力外展，有开胸顺气的作用。

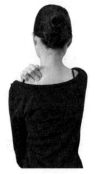

图4-211 拿肩井

③ 拿捏上肢肌肉

取坐位，以一手拇指及其余4指相对，拿捏肱二头肌及前臂肌肉，从上到下反复拿捏，有消除疲劳的作用。（图4-212）

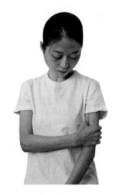

图 4-212 拿捏上肢肌肉

④ 旋腰

取站位，两手叉腰，拇指在后点住腰眼（经外奇穴），其余4指在前。两腿开立，与肩同宽，以腰为轴心进行旋转，前后左右幅度要大，动作要慢，左右各旋5次。有舒筋活络，强腰壮骨的作用。

⑤ 对掌击下肢

取坐位，用两手掌根部在一条腿的两侧，对称用力击打在皮肤上形成相对挤压，反复操作，由近端向远端逐渐移动，移动要缓慢而均匀。有舒筋活络，活血行气，消除下肢疲劳的作用。（图4-213）

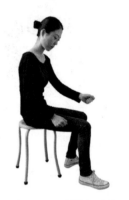

图 4-213 对掌击下肢

（三）注意事项

① 暑天划船需注意遮阳防暑。

② 多饮用白开水。

③ 划船时间不宜过长。

十八、失眠疲劳的 10 分钟消除术

失眠是一种常见的病理状态，严重影响人们正常的工作和生活，多见于中老年人及脑力劳动者。引起失眠的原因很多，一般多由于长期的用脑过度，精

神紧张，外界环境干扰，生活无规律，缺乏良好的生活习惯等，引起大脑皮层兴奋与抑制过程失调。中医认为，失眠与七情刺激，思虑伤脾，血虚不能养心，心肾不交等因素有关。

通过按摩能达到逐步缓解失眠症状的目的。

（一）10分钟点穴法

每个穴位点揉1分钟左右。

1 百会

取仰卧位，以一手中指指腹点揉百会穴，手掌自然靠住头侧，有镇静安神的作用。

2 太阳

取仰卧位，两手五指自然分开呈爪状，以拇指指腹点揉同侧太阳穴，余指点按在足少阳胆经经脉上，有安神宁志和理气镇静的作用。

3 安眠

本穴属经外奇穴，在风池穴与翳风穴连线的中点。仰卧位，以两手拇指指腹点按安眠穴，余指自然点住同侧头部。有镇静安神的作用。

4 印堂

取仰卧位，以一手中指指腹点揉印堂穴，拇指点按住同侧太阳穴，有安神宁志的作用。

5 神门

取仰卧位，两臂屈肘置于胸前，以一手拇指点按对侧神门穴，食指与拇指成钳状，点按住阳池穴，两侧交替进行，有宁心安神的作用。（图4-214）

⑥ 劳宫

取仰卧位，两手放于腹部，以一手拇指指腹点按劳宫穴，中指相对点按手背侧，两侧交替进行，有安神宁心的作用。（图4-215）

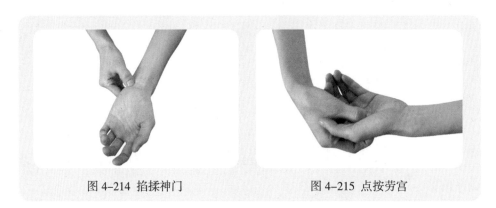

图4-214 掐揉神门　　　　　　图4-215 点按劳宫

⑦ 三阴交

取散盘式坐于床上，以一手拇指指腹点揉同侧三阴交穴，余指扣住胫骨对侧，两侧可同时进行，有安神宁志的作用。

⑧ 涌泉

取散盘式坐于床上，以一手拇指指腹点揉对侧涌泉穴，余指握住足背部，两侧可同时进行。有交通心肾，滋阴潜阳，安神健脑的作用。（图4-216）

⑨ 太溪、昆仑

方法同前。

⑩ 风池

方法同前。

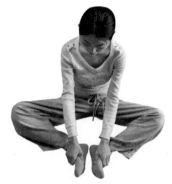

图4-216 点按涌泉

（二）10分钟自我按摩法

每种手法1.5分钟左右。

①　梳头

盘腿坐于床上，两手五指自然分开并弯曲，以指甲面着力，从前额发际经头顶梳至枕部。有舒经活络，通达气血，养心安神的作用。

②　提拿颈部

散盘式坐于床上，两手五指交叉置于颈部，双掌相对合力提拿颈部肌肉。拿住要实，速度宜均匀且略慢，有通经脉、行气血、宁神志的作用。

③　推运印堂

取仰卧位，以一手食、中、无名指三指相并，自印堂穴上推至百会穴，反复操作15次，着力要透，推运宜慢，有安神健脑的作用。

④　搓擦两胁

取仰卧位，两手掌分别置于两侧胁肋部，以小鱼际着力，向前推擦至腹中线处，反复操作15次，有疏肝理气，和血安神的作用。（图4-217）

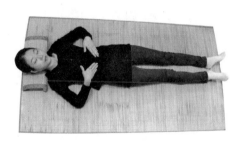

图4-217　搓擦两胁法

⑤　按揉鱼腰

取仰卧位，两手中指分别按揉同侧鱼腰穴，同时以拇指点按耳和髎穴，有安神定志的作用。

⑥ 搓擦涌泉

散盘式坐于床上，以一手鱼际部搓擦对侧脚心涌泉穴，两侧交替进行，有交通心肾、温经通阳、宁心安神的作用。

（三）注意事项

① 在睡前进行按摩。

② 有条件者可在睡前进行温水浴。

③ 睡前1小时内应停止紧张的脑力劳动。

十九、生气后疲劳的 10 分钟消除术

俗话说气大伤身。人生活在复杂的社会中，难免会遇到些不愉快、不顺心的事。如能做到"大肚能容，容天下难容之事"，就会笑口常开；反之心胸狭窄就会气由心生，导致郁闷、烦躁，甚至会产生心悸、气短、乏力、食欲不振等症状。中医认为，肝主疏泄，生气后肝疏泄失常，就出现以上诸多不适感。除了应从心理上调节，以消除因生气带来的身体不适外，按摩对改变心境，消除生气后的疲劳感也有着十分积极的作用。

（一）10分钟点穴法

每个穴位点按1分钟左右。

① 百会

坐位，以一手中指指腹点揉百会穴，垂直持续点按，有调理气机的作用。

② 太阳

坐位，两手成爪状，以两手拇指指腹分别点揉两侧太阳穴，用力适度，其

余四指点按在足少阳胆经的本神、目窗、正营、承灵穴上。有通经活络，安神定志，行气疏肝的作用。

③ 头维

坐位，两臂屈肘支于桌面，以两手拇指指腹分别点揉头维穴。或以一手的拇指、食指同时点揉两侧头维穴，有行气通脉和舒筋活络的作用。

④ 风池

坐位，两手五指自然分开，以拇指指腹分别点按两侧风池穴，其余4指抓住两侧头部。有行气活血，疏肝利胆，安神宁志，通经活络的作用。

⑤ 鱼腰

坐位，以两手中指指腹分别点按两侧鱼腰穴，拇指、食指分别点扶在同侧太阳、头维穴处，注意用力适度，不可强力点压，有安神明目的作用。

⑥ 印堂

坐位，以一手拇指指腹点按印堂穴，其余四指放于对侧太阳穴，可适当用力，有镇惊安神的作用。

⑦ 神门

坐位，以一手拇指指腹点按对侧神门穴，食指相对扣住腕背侧，有宁心安神和行气除烦的作用。

⑧ 阳陵泉

坐位，以两手食指指腹点按同侧阳陵泉穴，拇指相对成钳状点放于腘窝处，有利胆疏肝的作用。

9 太冲

坐位，脱鞋，将一侧小腿放于对侧大腿上，以对侧手拇指指腹点按太冲穴，食指与拇指相对成钳状点按于足底部，两侧交替进行，有疏肝理气的作用。

10 涌泉

方法同前。

（二）10分钟自我按摩法

每种方法操作2.5分钟。

1 闭目调息

坐位，闭目，两手自然放于腿上，全身放松，摒除杂念，做深呼吸5次，吸气要深，呼气要慢，有疏肝理气通脉的作用。

2 叩头皮

坐位，两手五指自然分开并略弯曲，以指腹部叩击头皮，有安神宁志的作用。

3 分抹前额

坐位，两手拇指分别放于同侧太阳穴处，其余四指并拢放于前额中线处，眉毛与前额发际之间，以两手四指指腹分抹前额，沉而不滞，浮而不滑，宜缓宜匀，本法有调和气血、通经活络、消除烦闷的作用。

4 推搓双胁

站立位，以两手小鱼际及掌侧放于两胁部，向斜下经期门穴推搓至腹中线处，操作10次。推搓时呼气，之后吸气，应推而不滞，运而不浮。有调和气血、疏肝解郁、通经活络的作用。

（三）注意事项

① 性格应豁达，不要把事情总放在心上。

② 学会宽厚待人，尽量避免生气。

③ 多与他人交谈，化解矛盾。

④ 做些轻松的事，如听音乐、散步、跳舞等。

⑤ 设身处地从对方角度想一下，理解往往使人眼界更开阔，避免生气。

二十、卧床时间过长疲劳的 10 分钟消除术

卧床休息有助于恢复体力，但因病或其他原因卧床时间过长，会导致身体疲乏，精神不振。中医认为：久卧伤气。久卧气血周流不畅，不能濡养周身，因此会越睡越乏。

（一）10分钟点穴法

每个穴位点揉1分钟。

① 百会

站立位，以一手中指指腹点揉百会穴，手掌靠扶住头侧部，有行气活血和通经活络的作用。

② 印堂

站立位，以一手拇指指腹点揉印堂穴，其余四指放于对侧太阳穴处。有行气活血，醒神开窍，通经活络的作用。

③ 风池

站立位，两手五指分开，以拇指指腹点揉同侧风池穴，其余四指点按住同侧头部，有醒脑开窍的作用。

④ 合谷

站立位，以一手拇指指腹点按对侧合谷穴，食指与拇指成钳状点按住掌侧，相对用力，两侧交替进行。有通经络、行气活血、醒神的作用。

⑤ 气海

站立位，以一手中指指腹点按气海穴，食指靠于中指背侧。采用腹式呼吸，吸气时抬手，呼气时点按。有益气活血，温阳健脾，振奋精神的作用。

⑥ 关元

取法及功用同气海。

⑦ 足三里

坐位，以两手中指指腹点按同侧足三里穴，拇指与其余四指相对握住腓肠肌。有行气活血，通经活络，健脾和胃的作用。

⑧ 太溪、昆仑

方法同前。

⑨ 涌泉

坐位，一侧小腿放于对侧大腿上，以对侧手拇指指腹点揉该侧涌泉穴，其余四指扣住足背部，相对用力，两侧交替进行。有行气活血，醒神定志，通经活络的作用。

（二）10分钟自我按摩法

每种手法操作2分钟。

① 按揉太阳

站立位，以两手大鱼际分别按揉两侧太阳穴，顺、逆时针各按揉20次。有行气活血，通经活络，醒神健脑的作用。

② 挺胸呼吸

站立位，两手叉腰，吸气时两臂尽量外展，吸气要深，动作要缓，呼气时两臂放松，反复做5次。有调理气机，行气活血，舒筋通脉的作用。

③ 弯腰摸足

站立位，两腿保持直立不屈膝，尽量弯腰并用两手摸足面，保持5分钟后恢复直立，放松。反复5次。有舒筋活络，行气通脉，壮腰强膝的作用。

④ 拿捏上肢肌肉

站立位，以一手拇指与其余四指相对拿捏对侧上肢从三角肌至腕部。两侧交替进行。有筋活络，行气活血的作用。

⑤ 拿捏下肢肌肉

坐位，两手拇指与其余四指相对，同时分别拿捏大腿前侧及后侧肌肉，并以同法拿捏腓肠肌。有舒筋活络，通行气血，消除疲劳的作用。

（三）注意事项

① 保证合理睡眠，减少卧床时间。
② 积极锻炼，养成早睡早起的好习惯。

二十一、睡醒后疲劳的 10 分钟消除术

睡眠是一种消除疲劳、恢复体力的有效手段，特别是对于缺乏睡眠的人，睡眠更是有效的解除疲劳的方法。但睡眠质量不好，会使人感到头昏、乏力。这时除针对某种具体原因采取一定措施外，按摩对消除疲劳有着积极的作用。

（一）10分钟点穴法

每个穴位点按1分钟。

① 百会

坐位，以一手中指指腹点按百会穴，鱼际部靠住头侧。有行气通脉和醒神开窍的作用。

② 四神聪

坐位，两臂肘部支于桌面，略低头，以两手食指及中指分别点按两侧四神聪穴，拇指指腹点于两侧角孙穴，有醒神志、通经脉的作用。

③ 风池

坐位，两手五指自然分开，以拇指指腹分别点按同侧风池穴，余指点住头侧，有通经活络和行气醒神的作用。

④ 天宗

坐位，一手臂绕过颈前，以中指指腹点按对侧天宗穴，两侧交替进行，有舒筋活络的作用。

⑤ 内关

坐位，以一手拇指与食指相对成钳状，拇指指腹点按对侧内关穴，食指点

住外关穴，两侧交替进行。有通经行气，振奋精神的作用。

⑥ 合谷

坐位，以一手拇指与食指相对成钳状，拇指指腹点按对侧合谷穴，食指点住掌侧，有健脾行气的作用。

⑦ 关元

站立位，以一手中指指腹点按关元穴，食指靠于中指背侧，呼气时点按，吸气时抬手。有温阳行气，健体强身的作用。

⑧ 三阴交

坐位，一侧小腿放于对侧大腿上，用对侧手握住颈前部。以拇指指腹点按该侧三阴交穴，两侧交替进行，有健脾温阳的作用。

⑨ 涌泉

坐立，一侧小腿放于对侧大腿上，以对侧手拇指点揉该侧涌泉穴。其余四指相对用力扣住足背。有通经活络、醒神志、强身体的作用。

⑩ 太溪

坐位，用另一侧中指点按对侧太溪穴。

（二）10分钟自我按摩法

每种方法操作2分钟。

① 梳头

坐位，两手五指弯曲，以指甲面为着力点，从前额发际梳至后枕部。五指自然分开，力透发根，反复梳20遍。有疏通经脉，行气活血，消除疲劳的作用。

② 双揉太阳

坐位，以两手大鱼际部分别按揉两侧太阳穴处，顺逆时针各15圈，有通经活络行气醒脑的作用。

③ 分抹前额

坐位、两手拇指指腹放于同侧太阳穴处，其余4指相并放于前额中线处，在眉毛与前额发际间，以四指指腹分抹前额至太阳穴处。反复操作20遍。力要沉而不滞，滑而不浮。有舒经通络，行气醒脑的作用。

④ 腰部前屈后伸

站立位，两脚开立与肩同宽，两手叉腰，两腿保持正直，先尽量前屈腰部，然后再尽量后伸腰部。屈伸腰部到最大限度时，保持2秒钟。反复做7次。有舒筋通络，调畅气血，解除疲劳的作用。

⑤ 深呼吸

站立位，身体保持正直，做深呼吸5次，呼吸宜徐缓，有调气血，通经脉的作用。

（三）注意事项

① 睡眠时间不宜过长。

② 经常保持心情愉快，睡觉前做些轻松的事情，如散步等，不要思考问题。

③ 养成锻炼的习惯，每天坚持适当的锻炼，对调节体力和神经都有益处。

Attached
article

附篇

身心疲劳
消除术

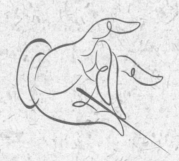

一、身心疲劳的 10 分钟舞蹈消除术

跳舞是人类高度精神文明的一种表现形式，跳舞集运动与娱乐于一身，可以陶冶人的情操，给人以美的享受。

当人们在紧张工作之后，伴随着乐曲的节奏翩翩起舞，心情会格外舒畅，疲劳会一扫而光。

下面介绍一组迪斯科舞步。

① 右脚向右一步；

② 左脚向前移，在右脚前交叉；

③ 右脚往右一步；

④ 左脚往前踮脚尖，像打勾一样点一下，同时右转身重心落在右脚上。

另一侧也照样重复。

① 左脚往左一步；

② 右脚往前移，在左脚前交叉；

③ 左脚往左一步；

④ 右脚往前踮脚尖，像打勾一样点，同时左转身，身体重心落在左脚上。

复习前面动作：右脚往后退一步→左脚往后退一步→右脚往后退一步→左脚往前，脚尖像打钩一样点一下。

最后合拍如下：

① 左脚靠近右脚；

② 将身体重心移到右脚上；

③ 将身体重心移到左脚上，

④ 左脚往左转90°，同时右膝触腹部。

一开始不用音乐学会慢速舞步，然后，放4/4拍音乐就可以即兴跳舞，并创造自己的舞蹈形象。

二、身心疲劳的10分钟编织消除术

把编织衣物说成是一种消除疲劳的方法，可能不太被人们理解。不过应当承认这样的事实：当一个人情绪低落，或者有什么不顺心的事情，心里十分烦躁的时候，如果顺手拿起针和线团有条不紊地编织下去，起初也许没有感到什么，然而继续织下去，逐渐地思绪集中，万事皆空，也就把那些不愉快的事情全都抛到九霄云外了。这就是编织疗法。

医学家们认为，当感到疲劳时，拿起编针和线来编织，能有效地消除疲劳。

不会编织的人不能理解：一个人为什么能长时间地做这种看来单调（其实非常精细）的动作，还会感到愉快。尤其是有时边编织边歌唱，或者边编织边说笑，甚至在集中精力观看电视屏幕时，手也不会停止，并且不会发生丝毫差错。

科学家们已证实，编织在某种程度上来说是恢复精神平衡的有效方法。从事着单调乏味的工作，或机械地重复同一种动作的人，可能发生所谓的"单调综合征"。

进行编织时。编织的快节律对人的整个心理尤其是情感，能产生良好的影响。正在进行编织的人，是随着几乎无意识的"内部旋律"做着一种特殊的、极其细小的舞蹈动作，而且还能选择一种对他们自己来说最适宜最愉快的速度。

当一个人重复不断地做一种紧张而又需要集中精力的工作时，他很快就会感到疲劳，但是如果一边干着活儿、一边考虑自己最关心的事情，这种疲劳可能就不会发生。一些有经验的编织能手所养成的正是这样一种习惯。因此在需要认真思考某个问题，或者稳定自己的情绪时，许多人会下意识地拿起编针和线团来。

近代研究还证实，手工编织确实可以改善某些神经功能障碍症。国外一些医院已经把编织列为某些患者住院后的"必修课"。正在治疗中的患者要经常从事这种手工劳动，新入院的患者如果不会编织则由老患者来教。

编织疗法还是一种松弛疗法，许多与紧张有关的疾病均可采用编织法治疗。有人调查发现，擅长于编织的人，很少发生紧张性疾病。编织可在患者的大脑中枢形成一个温和的刺激，逐渐阻断不良因素对大脑的刺激，解除紧张状态。

三、身心疲劳的10分钟赏鱼消除术

国外近年来出现了一种"金鱼疗法"，通过观赏饲养的金鱼或热带鱼来安抚自己的心理。

看着鱼儿自由自在地游戏于鱼缸里，给人以安宁的心境和美好的向往，从而解除紧张心理。

有人证实，养鱼人新陈代谢旺盛，精力充沛，大多健康长寿。如果用脑过度，身体疲乏，可以花10分钟观赏鱼儿，一定会感到轻松愉快。

四、身心疲劳的10分钟园艺消除术

近年来，医学家们发明了别具一格的园艺疗法，这是通过种花、种草、种菜、培植果树等一系列活动来消除身心疲劳。

在德国，人们经常看见一些老人在街心公园里松土锄草，或者向花木浇水，他们辛勤劳动着，一个个满脸笑容，体格健康。原来，他们就是遵医嘱在进行园艺疗法。老人们组织起来，进行力所能及的街心公园劳动，互相接触，敞开心扉，谈天说地，既锻炼了身体，精神也有了寄托。

人们在劳动之余，观赏各式各样的花卉，既是一种乐趣，也是消除身心疲劳的积极疗法。如锦葵科的拱手花篮，朵朵红花垂于枝叶间，好似古典的宫灯！马蹄莲那白色苞片形成了别致的"马蹄"；金莲花的黄色蝶形花瓣，组成了奇特的下垂花序；各种各样、千姿百态的菊花，如丝、如带；红艳艳的石榴花如火如荼，可形成热烈兴奋的气氛；白色的丁香似乎赋有悠闲淡雅的气质；六月雪那雪青色的繁密小花，会形成一幅恬静自然的图画。还有那绿茸茸的草坪和千形百状的花丛，以及他们亲手栽培的绿色蔬菜和果实累累的树木……

五、精神疲劳的 10 分钟松弛消除术

松弛疗法包括肌肉松弛法和日常生活松弛法，两者都能达到松弛紧张神经，消除疲劳的目的。

① 患者安静卧床，双目闭合，床头抬高20～30°。

② 慢慢深呼吸5次，要求从鼻孔尽量深吸气，再以嘴尽量缓慢呼出去。

③ 然后正常呼吸。与此同时要想着那些自己曾经去过或渴望去的、能给人很多乐趣的地方，如海滩、森林、草原等。

④ 再深吸一口气，同时尽量用力将左手握拳，随着缓慢的呼气，左手又慢慢松开，并尽量体验松手时那种"松弛快感"。

⑤ 随着深吸气，左臂用力收缩，再随着呼气慢慢舒展左臂，也要尽量体验松弛快感。

⑥ 接着是右手、右臂，方法同前。

全套动作完毕，静卧5分钟。再度体验松弛疗法的快感，并回忆最愉快的事情。进行收缩和放松全身各部肌肉时，一般顺序是先左后右，先上肢后下肢，

即左手、左臂、右手、右臂、两肩、两眼、左脚、左腿、右脚、右腿等。

松弛肌肉必须掌握3个基本原则：①环境和室内尽量幽静，没有噪音干扰；②患者的卧位和坐位必须十分舒适；③消除头脑中的一切杂音，使头脑也处于松弛状态。在松弛运动中，可以配合收听轻音乐，听大海波涛录音，也可观赏风景画。

日常生活松弛法也较多，最容易做到的如种花、练书法、养鱼等。

六、伏案疲劳的10分钟摇头消除术

（一）摇头疗法

摇头疗法是祖国医学中独特的一种疗法，有人称为"金狮摇头"。摇头疗法主要治疗长期伏案工作者引起的疲劳症。摇头疗法分直立摇头和坐位摇头。

1 直立摇头

患者两脚分立同肩宽，双手叉腰，然后做深呼吸运动。开始摇头，头部先由前经左、后、右方向作环绕运动；略停片刻再由前往右、后、左方向作环绕运动。摇的动作要缓慢，幅度要逐渐加大。

2 坐位摇头

患者取坐位，向左右摇动头颈部，初做时次数要少些，时间长了也就习惯了。

有一些医生在摇头疗法的基础上，又发展了"点头疗法"和"回头疗法"，摇头、点头、回头，各有其妙，相互配合，疗效更佳。

（二）点头疗法

两脚分开如肩宽，取站立姿势，双手叉腰，保持身体不动，然后抬头仰面望天，随之再低头俯首看地，抬头时做吸气运动，低头时做呼气运动，一吸一呼，均匀缓慢，逐渐加深。这样反复进行，犹如频频点头。

（三）回头疗法

站立姿势同上，也有双手叉腰。但叉腰的双手掌心向里，拇指向前，而后扭头带动上身向一侧转体，眼睛随着转体动作而视后上方，如望月状。

人们在实践中得知，上述的摇头、点头、回头疗法，不仅仅是一种疗法，它还是一种健身操，长期从事书写、绘画、打字工作，或各种低头固定体位工作的人员（如修表工），都可以用上述动作解除疲劳和紧张。

七、全身疲劳的 10 分钟身体反屈消除术

先伏卧在地上，放松全身，深吸一口气，缓缓抬起双腿，上身向上仰，双手伸向后方拉住足踝，同时慢慢吐气。

双腿的膝部要合并，不可分开，上身尽量向后翘起，持续约3秒钟，放开双手，全身松开，双腿伸直，重新再做上面的动作。刚开始阶段可做5次，休息一下再做5次。慢慢熟悉了就能不休息地做到8～10次。

次数并不要求多，目的是使身体柔软，刺激脊柱和中枢神经，以消除疲劳；同时可达到收缩腹部赘肉，使臀部提高，增加形体美的效果。

这套动作能促进内分泌，迅速解除你的疲劳，每次10分钟。

八、身心疲劳的 10 分钟棋牌娱乐消除术

弈棋和打牌，是利用棋、牌类活动达到解除郁闷心情，消除疲乏的一种保健方法。

玩棋牌是一种转移注意力、调节紧张情绪的消遣活动。传统棋类，如围棋、象棋等雅俗共赏，趣味无穷。弈棋之时，心神集中，意守棋局，精诚专一，杂念尽消。若走出一着妙棋，心中快慰，乐从中生。

打牌也是这样。几个好友小聚在一起，边打牌边谈天，消除了疲乏感，能

使神情得到康复。

所以每天疲劳时花上10分钟下盘棋，打会儿牌，能很有效地消除疲乏。

九、身心疲劳的10分钟睡功消除术

"睡功"是"灵宝通智能内功术"的一个组成部分。练功者取"睡势"与动势相结合的功法。睡是形体的静，动是意念的动，是一种消除疲劳的方法。

"睡功"的"睡"与"睡眠"的"睡"有着本质的区别。"睡功"是修炼者体态成睡功，全身肌肉处于松而不懈，大脑静而不眠的状态，通过意的导引，主动调节体静、脑静，而脏腑动，达到动静相兼，调息养神，祛除疲劳的功效。

工作紧张的脑力劳动者及过于疲劳的体力劳动者均可修炼此功，作为恢复精力、神力、体力的功法，特别对于老年人、体弱者、妇女等更为适宜。练功时间10分钟。

（一）姿势

平直仰卧，枕高以头颈舒适为度。上肢自然伸直，肘关节略屈，手心向下置于身体两侧，下肢舒伸，两脚自然分开，与肩同宽，足尖自然外展呈八字形分开。

（二）意念

两眼向上直视片刻，再把神光渐渐收回两眉中间，向鼻尖看，一直看到脐下小腹处，闭目、合齿、舌抵上腭。

（三）呼吸

深长呼吸。吸气时，意想气从四面八方挤压入脐下小腹处；呼气时，意想气从脐下小腹处通过全身向体外发射。呼吸24次，然后转为自然呼吸，不再用意念。

（四）注意

在练功过程中，会出现全身鼓胀或身体要腾起的感觉是气功态的自然反应，不要害怕。

（五）疗效

对脑力劳动者起"安神养精"作用，还有解除疲劳、振奋精神之效。

十、身体疲劳的 10 分钟女子操消除术

女子操共有5节，不受时间和空间的限制，尤其适合在办公室工作的女士。在紧张的工作中，只需抽出10分钟的时间，在办公室舒展一下身体，就能解除疲劳，使身体倍感轻松和舒适。

1 ▶ 双脚分开站立，宽度与臀位相等，膝盖微屈，脚趾撑地，收紧臀部肌肉，收腹挺胸，左手置于左臀部，右手伸直过头部，并慢慢向左弯，使左耳接近左肩，收回换右侧，反复再做；然后，把手放在背后，手心向外，保持手臂和脊柱挺直，再慢慢在身后举起双手，稍稍维持不动，这时胸部和双肩会有一种舒适感。

2 ▶ 挺直身子而坐，双手高举于头上，掌心合拢，手臂向上，保持不动，整个动作能舒展身体左右两侧的筋骨。

3 ▶ 身子挺直而坐，在肘伸直到身体前方，把右手手心放在左肘上，慢慢用力由手臂推向胸部，保持双肩放松，维持几秒后再做另一边。

4 ▶ 把右臂交错过左臂，用力推擦掌心，慢慢举起双臂，直至感到一种轻微的拉力，持续几秒再做另一边。

5 ▶ 身体坐直，两手交握，头向右慢慢倾斜，使右耳与右肩垂直接近，保持下巴平直，不要耸肩，维持这个姿势数秒。保持脊背挺直，使下巴贴近胸部持续数秒。此时会感到后颈上有一种松弛的快感，然后再做左边。

十一、身体疲劳的 10 分钟坐姿保健操消除术

长期坐着工作，往往会引起肩背腰腹的疲劳，为预防和解除疲劳，又不影响工作，介绍一种坐姿保健操，在工作中即可练习。具体方法如下：

（一）坐着学走

挺胸抬头，两眼平视，轮流提脚跟。同时提双臂，形同走路，有节奏地前后摆动。

（二）弯腰收腹

弯腰并深呼吸，同时足趾上翘，足后跟着地，然后再伸腰及深呼吸，同时把足趾放回地上，反复做30次。

（三）旋转双肩

双肩放松，轻轻而有节奏地向后各旋转15次。

（四）抬臂静坐

双臂向前抬起，高度不超过腹部，形成抱东西的姿势，再把双手张开。四

指并拢，向内倾斜，拇指向上，舌抵上腭，集中精力，半闭眼睛，平视前方。

十二、身心疲劳的 10 分钟舒展操消除术

做好这套操首先要注意适当地呼吸。一般吸气时数到4，然后呼气数到4，再吸气，反复做，这种有规律的深呼吸，使身体和精神得到放松。

1. 两腿分开，与肩同宽，慢慢地低头。将两臂举到头上，两手腕交叉，两手紧握在一起，吸气。轻弯肘关节。

2. 呼气，两臂向上伸，肘关节伸直，两手仍紧握低头。吸气同时回到开始姿势。重复4～6次。

3. 两腿分开，与肩同宽，吸气，双手在背后紧握，与髋部同高，肘关节保持微微弯曲，头正直，两眼平视。

4. 呼气，两手握在一起向下压，肘关节伸直；同时挺起胸部，头慢慢后仰，两眼视正上方。恢复到开始姿势，重复4次。

5. 两腿分开，与肩向宽，两臂放在体侧，做一次深呼吸。呼气，向前弯腰，两手张开，两臂在头后交叉，右手放在左肩上，左手放在右肩上，两肘朝向地板，膝微屈，使上体完全垂下。

6. 从上体前垂的姿势开始，吸气，将双手放在脚前面的地板上，屈膝，呈下蹲姿势，两脚保持平稳地站在地板上；呼气，脚后跟抬起，用脚尖支撑，向下压脚背。

7. 从下蹲的姿势开始，坐在地板上。膝关节弯曲，分向两侧，两脚底相对，进行深呼吸。

8. 呼气，上体向前压，双臂伸到身体前面，双手掌朝下放在地板上，呼吸慢而均匀。

9. 慢慢抬起臀部，用手脚支撑，同时有规律地呼吸，然后慢慢抬起上体成站立姿势，进行几次深呼吸，并且放松。

十三、身心疲劳的 10 分钟矿泉浴消除术

矿泉也被称为温泉，但实际上矿泉与温泉是不同的概念。矿泉水是具有医疗作用的地下水，含有一定量的矿物质。为消除疲劳，一般可选用温水或热水浸浴。水温可在37~40℃之间，每次浸浴10分钟，这种浸浴对神经的兴奋作用很强，能促进新陈代谢，从而消除身体疲劳，但对心脏功能影响较大，老年人及心血管功能不全者要慎用热水浴。

如果条件不允许，也可采用半身浸浴或局部浸浴。如双足浸浴10分钟，再配合足底按摩同样也能解除身心疲劳。

十四、身心疲劳的 10 分钟书画消除术

练习书画是一种有益于健康的业余活动，可以益气养神、解乏除烦、健脑养性。

书画本是线条的运动，要求正其身，竖其背，舒其臂，回其腕，五指稳握笔杆，心、手、眼三位一体地运动。这种寓静于动的结合，神与力的契合，是一种极佳的心身运动锻炼。从生理上讲，有利于上肢、颈项、脊背的功能锻炼，消除身体的疲乏；从心理上讲，书画本身能开发人的思维、观察、注意想象等潜能，消除内心的疲劳感。

对于许多虽然喜欢却不能写出"好字"、画出"好画"的人来说，即使不能从事这种创作活动，但若能观赏名家字画，仔细揣摩，同样也能起到宁神醒脑、养生怡性、解除疲劳的作用。

每日练习或欣赏10分钟字画，对解除用脑疲劳，效果极佳。

十五、身心疲劳的 10 分钟拍打消除术

拍打健身法是一种适合于中老年人的简易有效的消除疲劳术。

（一）全身拍打

用自己的手掌握拳拍打全身，或者用三合板裹以薄海绵拍打，可达到活血通络，舒筋镇痛，促进血液循环，增强内脏功能的作用。

拍打后，使人感到全身轻松，头脑清醒，精神振奋，动作敏捷。另外，也可根据疲乏的部位施行分部拍打。

（二）局部拍打

1 拍打头部

可消除头昏脑涨等用脑疲劳。方法：用左右手掌分别拍打头左右侧。自头顶从前拍打至后头部，来回拍打50下，然后再拍打头侧部。身体可以原地不动，也可以边走边拍打。

2 拍打上肢

可消除上肢的麻木酸胀。方法：用右手掌或握拳从上而下拍打左上肢的前后左右面，每面拍打25下，然后同法用左手拍打右上肢。

3 拍打双肩及背部

可解肩背部的疲乏。方法：用右手握拳拍打左侧背部，然后用左手拍打右侧肩背部，左右各100次，时间控制在3分钟之内。

4 拍打腰腹部

可消除腰酸腰痛。方法：用双手掌交替拍打腰腹部。

十六、身心疲劳的10分钟足底按摩消除术

足部反射区健康法是祖国医学的宝贵遗产。足部反射区指的是一个区域，反射区分布在整个足部，包括足底、足内侧、足外侧和足背，甚至延至小腿。常用反射区有肾、输尿管、脑垂体、甲状腺、甲状旁腺、颈项、三叉神经、脊柱、肩胛骨、肾上腺、生殖腺、心、脾、胃、十二指肠、小肠、大肠、腹腔神经丛等反射区。

足底部反射区可用拇指揉按法，或用拇指掐按法。其他反射区可用拇指推按法。以上各区轮流按摩。

按摩时要以有热胀钝痛感为宜，每日按摩，久之会增强脏腑功能，达到健身养生的目的。（图附篇-1、图附篇-2、图附篇-3、图附篇-4、图附篇-5）

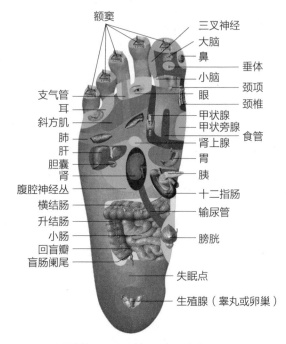

图附篇-1 足反射区-右足底部

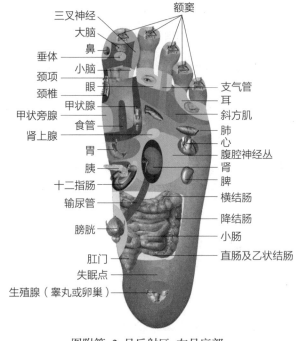

图附篇-2 足反射区-左足底部

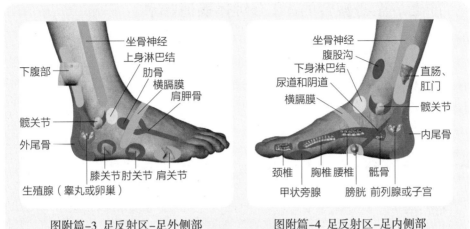

图附篇-3 足反射区-足外侧部

图附篇-4 足反射区-足内侧部

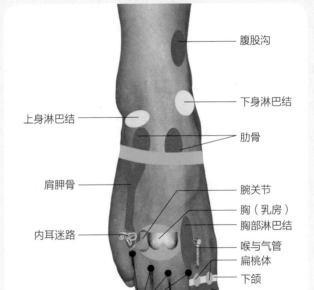

图附篇-5 足反射区-足背部

十七、全身疲劳的 10 分钟体操消除术

（一）颈部操

需2分钟。

1 转颈

站或坐，将头顺、逆时针各转10次，动作幅度尽量大。

2 摆头

站或坐，将头尽量前俯后仰，各做10次；再向左向右歪，各做10次。尽量使颈部肌肉有被牵拉的感觉。

（二）上肢操

需3分钟。

1 扩胸

身体直立站好，双脚分开与肩同宽，双手由胸前水平振动两次，再向两侧振动两次，做4个8拍。

2 双臂振动

身体起立站好，双脚分开与肩同宽，一臂扬起至头上，另一臂放在下侧，一臂向上、一臂向下同时振动10次。

3 单臂摆动

身体直立站好，双脚分开稍比肩宽，一臂叉腰，另一臂紧贴耳部侧举过头顶，侧身振动，各做5次。

1 风摆荷叶

原地站好，双脚分开与肩同宽，双手叉腰于后，用四个手指轻轻托腰，然

后摆动腰部，好像用腰划一个椭圆圈，顺、逆时针各摆10次。

②〉 转腰

原地站好，双脚分开与肩同宽，两臂弯曲于胸前，然后整个身体随腰转向左边，再转向右边，各做5次。

（三）腹部操

需2分钟。

①〉 腹肌运动

身体平卧于床上，双手抓住床栏杆，双腿伸直向前上方做10次。要求尽量使小腿接触头部。

②〉 仰卧起坐

身体平躺床上，两手放于身体两侧，上身向上抬起，反复做10次。

（四）下肢操

需3分钟。

①〉 提踵

双脚并拢，双手叉腰，用前脚掌支撑，提起放下，反复做10次。

②〉 弓箭步压腿

前腿呈弓形，后腿尽量伸直，用脚掌蹬地，双手叉腰或扶膝上下振动，两腿交换做4个8拍。

③〉 原地高抬腿

身体直立站好，两腿原地交换抬起各10次。

十八、身心疲劳的 10 分钟锤打消除术

橡胶锤是在梅花针疗法的基础上发展而来的。它在一定程度上既具有针刺、点穴的作用，又有推拿、按摩之功能，而且比针刺、点穴、按摩简便易行，效果更好。

橡胶锤弹打的具体方法是：以右手持锤柄，以锤柄尾端露出手掌1厘米为宜。活动时以腕关节的灵活运动，来带动橡胶锤，准确地弹打在所选的部位上。（图附篇-6）

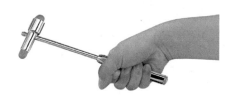

图附篇-6 橡胶锤

首先弹打任脉、督脉弹打线，以及脊柱两旁弹打线。（图附篇-7～图附篇-9）

然后根据疲劳的部位选择穴位进行弹打。肩背部可选肩井、会宗、臑臑、曲池、外关等进行弹打。腰腿部可选择肾俞、志室、大肠俞、关元俞、八髎、环跳、承扶、殷门、委中、承山、昆仑等穴进行弹打，各穴轮流弹打。

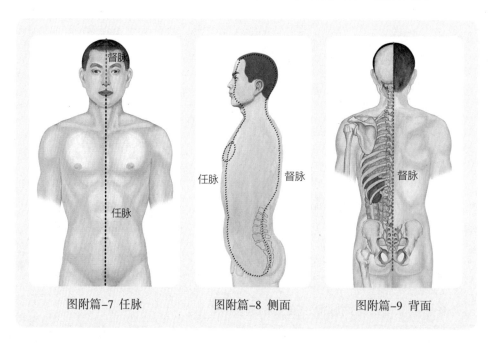

图附篇-7 任脉　　　　　图附篇-8 侧面　　　　　图附篇-9 背面

十九、身心疲劳的 10 分钟步行消除术

（一）前后双摆臂

散步时，以两胯外侧为中心，两肩为轴，两臂用力同时向前悠摆，随即，向后悠摆。两臂悠摆时，以达到极限为止。

（二）上下摆臂双勾手

在散步时，右手向上甩的同时左手向下甩，形成两臂极限伸拉。手向上时仰掌向上，手向下时并指勾手。一上一下，相互交替摆动数次。

（三）两臂后甩双击背

双手交替后甩击背。右手后甩时以空拳掌背击打左肩背部，反之亦然。

（四）左右平行双展臂

两臂向前平伸与肩平，而后两臂向左右分开。在分臂时，头颈向前探伸1次，随即两臂向胸前方合并，再分开，交替合分数次。

二十、身心疲劳的 10 分钟穴位敲打消除术

根据中医理论，人身体有362个穴位，其中许多穴位都具有养生保健的作用，这些保健穴位中首推足三里穴。近年来经过一些人的体验，棒敲足三里穴有显著的消除疲乏的作用。

足三里穴，位于外膝眼下3寸，胫骨外一横指处。当身体感到困乏时，可以用小棒敲击双侧足三里穴，10分钟后，即感疲乏顿消，步履轻盈。也可辅以涌泉穴点按或敲打。

二十一、身心疲劳的 10 分钟静坐气功消除术

（一）姿势

① 双盘膝

端身正坐于床上或垫子上，把左小腿盘架在右大腿上面，使左脚掌和右大腿略齐，再把右小腿盘上架在左大腿上面，两脚掌向上，两腿交叉呈三角形。

② 单盘膝

双盘膝动作做不上来的可练单盘膝。坐时把右小腿盘架在左大腿上面，左脚放在右大腿下即可。

③ 自然盘膝

又叫散盘式，倘若做不到单盘膝，可以把两脚交叉盘在两小腿下面进行练习。

④ 端坐势

当腿部有病不能盘坐，可把两脚垂下平坐，两脚底平行于地面，两脚与肩等宽，腿与脚掌保持90°，小腿与大腿也呈90°，腰直立起来。

坐好后，两手重叠，掌心向内，轻轻捂在小腹部位，男左手在里，右手在外（女相反）。端坐式，也可将两手放在两膝盖上，掌心向下，自然平放。头颈正直，下颌微收，两眼轻轻闭合，舌抵上腭，含胸拔背，沉肩坠肘，放松胯部。

（二）呼吸

鼻吸鼻呼，自然呼吸。

（三）意念

不用意守，全身只做到最大限度的放松，使整个身体处于放松虚静状态之中。保持安静，排除杂念，处于恍恍惚惚、似想非想、神意归一的境界。每次练习10分钟左右，然后收功。

（四）收功

收功时，默想全身的气都收进小腹腔中，时间约1~2分钟，然后搓热双手，做几次干洗脸、干梳头动作，收功完毕。

Appendix

附录

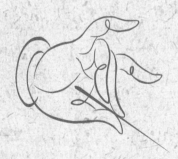

一、头颈部常用穴位

（图附录-1、图附录-2）

❶ 百会

督脉穴。部位：正坐，在两耳尖连线与头顶正中线的交点处。

❷ 上星

督脉穴。部位：在头部正中线上，入前发际后1寸处。

❸ 神庭

督脉穴。部位：在头部正中线上，前发际后0.5寸处。

❹ 印堂

督脉穴。部位：正坐、仰靠或仰卧，于两眉头连线的中点。

❺ 素髎

督脉穴。部位：正坐、仰靠或仰卧位，在鼻尖端正中取穴。

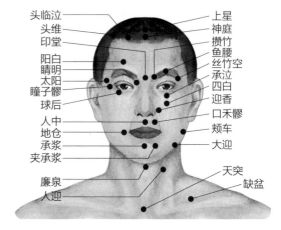

图附录-1 头颈正面

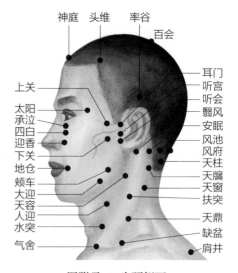

图附录-2 头颈侧面

⑥ 人中

督脉穴。部位：正坐、仰靠或仰卧，在人中沟的上1/3与下2/3交点处。又名水沟。

⑦ 承浆

任脉穴。部位：在下颌正中线，颏唇沟的正中凹陷处。

⑧ 夹承浆

经外奇穴。部位：在承浆穴外侧1寸的凹陷处，即下颌骨颏孔处。

⑨ 头临泣

胆经穴。部位：眼平视，瞳孔直上入发际0.5寸处。

⑩ 头维

胃经穴。部位：在额角发际处。头正中线旁开4.5寸，入鬓前发际0.5寸处。

⑪ 阳白

胆经穴。部位：目正视，瞳孔直上，眉毛上1寸处。

⑫ 睛明

膀胱经穴。部位：在内眼角外上方0.1寸处，当凹陷中取穴。

⑬ 健明

经外奇穴。部位：在睛明下4分，眼眶下缘内取穴。

⑭ 上明

经外奇穴。部位：在眉弓中点直下，眶上缘下凹陷处。

⑮ 攒竹

膀胱经穴。部位：在眉毛内侧端，眶上切迹处取穴。

⑯ 鱼腰

经外奇穴。部位：两目平视，平眉毛中间与瞳孔直对处取穴。

⑰ 丝竹空

三焦经穴。部位：在眉毛外端凹陷处。

⑱ 太阳

经外奇穴。部位：在眉梢与外眼角连线中点外开一寸的凹陷中。

⑲ 承泣

胃经穴。部位：眼平视，瞳孔直下，眼球与眶下缘之间。

⑳ 四白

胃经穴。部位：目正视，瞳孔

直下1寸，眶下孔凹陷处。

21 球后

经外奇穴。部位：目平视，眼眶下缘外1/4与内3/4交界处。

22 鼻通（上迎香）

经外奇穴。部位：在鼻唇沟上端尽处，鼻骨下凹陷处。

23 迎香

大肠经穴。部位：在鼻翼外缘中点旁开，鼻唇沟中。

24 巨髎

胃经穴。部位：目正视，瞳孔直下，与鼻翼下缘平齐处。

25 禾髎（口禾髎）

大肠经穴。部位：鼻孔外缘直下，与人中平齐处。

26 率谷

胆经穴。部位：耳尖直上，入发际1.5寸处。

27 和髎（耳和髎）

三焦经穴。部位：在耳门穴前上方，平耳郭根，鬓发后缘。

28 耳门

三焦经穴。部位：耳屏上切迹之前方，下颌关节上方之凹陷处，张口取穴。

29 听会

胆经穴。部位：在屏间切迹前，张口凹陷处。

30 听宫

小肠经穴。部位：耳屏正中，张口时凹陷处。

31 上关

胆经穴。部位：在耳前，颧弓上缘凹陷处。或下关穴直上，颧弓上缘凹陷中。

32 下关

胃经穴。部位：闭口，在颧弓下缘与下颌切迹之间的凹陷处。

33 颊车

胃经穴。部位：在下颌角前上方约l横指，咬牙时咬肌隆起的高点处。

34 地仓

胃经穴。部位：口角外侧旁开0.4寸。

㉟ 牙痛点

耳穴。部位：在耳垂内侧。

㊱ 翳风

三焦经穴。部位：在耳垂后方，下颌角与乳突之间的凹陷处。

㊲ 风池

胆经穴。部位：在项后部，枕外隆凸下与乳突下缘相平，大筋外侧凹陷处。

㊳ 安眠

经外奇穴。部位：在风池穴与翳风穴连线的中点。

㊴ 风府

督脉穴。部位：正坐，微低头，在后正中线上，入后发际1寸凹陷处。

㊵ 天柱

膀胱经穴。部位：后发际正中直上0.5寸，旁开1.3寸之斜方肌外缘凹陷中。

㊶ 廉泉

任脉穴。部位：正坐位，微仰头，在喉结上方凹陷处。

㊷ 增音

经外奇穴。部位：在喉结与下颌角连续中点。

㊸ 天容

小肠经穴。部位：耳垂下，下颌角后方，胸锁乳突肌前缘之凹陷处。

㊹ 天窗

小肠经穴。部位：平喉结旁开3.5寸，在胸锁乳突肌后缘取穴。

㊺ 扶突

大肠经穴。部位：平喉结旁开3寸，当胸锁乳突肌的胸骨头与锁骨头之间取穴。

㊻ 天鼎

大肠经穴。部位：在扶突穴直下1寸，胸锁乳突肌后缘取穴。

㊼ 水突

胃经穴。部位：胸锁乳突肌前缘，在人迎与气舍连线的中点。

㊽ 气舍

胃经穴。部位：喉结旁开1.5寸，在胸锁乳突肌的胸骨头与锁骨头之间的凹陷处。

49 缺盆

胃经穴。部位：在乳中线上（前正中线旁开4寸），锁骨上窝中央取穴。

二、肩和上肢部常用穴位

（图附录-3、图附录-4）

① 肩井

胆经穴。部位：在肩上，大椎穴（第7颈椎棘突下）与肩峰连线的中点，肩部最高处。

② 秉风

小肠经穴。部位：在肩胛冈上窝的中央。

③ 肩髃

大肠经穴。部位：臂外展平举，在肩关节出现两个凹陷，前面的凹陷为本穴。

④ 肩髎

三焦经穴。部位：肩外展平举，在肩关节出现两个凹陷，后面的凹陷为本穴。

⑤ 臂臑

大肠经穴。部位：垂臂，在肘上7寸，三角肌下端后缘。

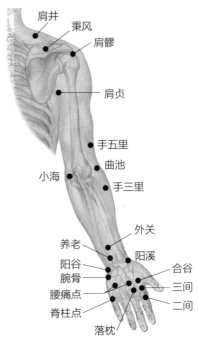

图附录-3 上肢外侧面

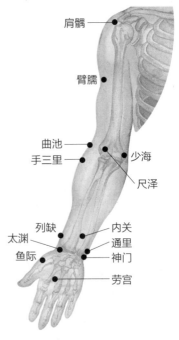

图附录-4 上肢内侧面

⑥ 肩贞

小肠经穴。部位：肩关节后下方。垂臂时在腋后纹头上1寸处。

⑦ 曲池

大肠经穴。部位：屈肘成90°，在肘横纹桡侧凹陷中取穴。

⑧ 尺泽

肺经穴。部位：在肘横纹中央，肱二头肌腱桡侧。

⑨ 少海

心经穴。部位：屈肘，在肘横纹尺侧头凹陷处。

⑩ 养老

小肠经穴。部位：掌心向下时，在尺骨茎突的高点处取穴；当屈肘掌心向胸时，转手骨开，在尺骨茎突的桡侧骨缝中取穴。

⑪ 小海

小肠经穴。部位：肘后，屈肘时在尺骨鹰嘴与肱骨内上髁之间。

⑫ 手三里

大肠经穴。部位：在曲池下2寸处。

⑬ 内关

心包经穴。部位：在腕横纹正中直上2寸，两筋间。

⑭ 外关

三焦经穴。部位：腕背横纹正中上2寸，两骨间。

⑮ 阳池

三焦经穴。部位：手背第3、4掌骨之上，腕横纹凹陷处。

⑯ 通里

心经穴。部位：仰掌，在腕横纹上1寸，尺侧腕屈肌腱的桡侧缘。

⑰ 神门

心经穴。部位：仰掌，在腕横纹上，尺侧腕屈肌腱的桡侧。

⑱ 列缺

肺经穴。部位：桡骨茎突上方，腕横纹上1.5寸。简便取法是两手虎口交叉，一手食指按在桡骨茎突上，指尖下凹陷中是穴。

⑲ 太渊

肺经穴。部位：在腕横纹桡侧端，桡动脉桡侧凹陷中。

⑳ 阳溪

大肠经穴。部位：在腕背横纹桡侧端，两筋之间。

㉑ 阳谷

小肠经穴。部位：在腕背横纹尺侧端凹陷处，赤白肉际上。

㉒ 腕骨

小肠经穴。部位：握拳取穴，在第5掌骨基底部与钩骨之间的凹陷处。

㉓ 鱼际

肺经穴。部位：在第1掌骨中点桡侧，赤白肉际处。

㉔ 合谷

大肠经穴。部位：在第1、2掌骨之间，约当第2掌骨桡侧之中点。

㉕ 劳宫

心包经穴。部位：在掌中央，第2、3掌骨之间，当屈指握拳时，中指指尖处。

㉖ 腰痛穴

经外奇穴。部位：手背，伸指总肌腱两侧，腕背横纹下1寸，一手二穴。

㉗ 脊柱点

新穴。部位：在小指尺侧，指掌关节赤白肉际处。

㉘ 二间

大肠经穴。部位：微握拳，在第2掌指关节前缘桡侧，赤白肉际上。

㉙ 三间

大肠经穴。部位：微握拳，在食指桡侧，当第2掌指关节后缘凹陷中取穴。

㉚ 落枕

经外奇穴。部位：手背第2、3掌骨间，掌指关节后约0.5寸处。

三、躯干部常用穴位
（图附录-5、图附录-6）

① 华盖

任脉穴。部位：前正中线，平第1肋间隙处。

② 膻中

任脉穴。部位：前正中线，两乳头之间，平第4肋间隙处。

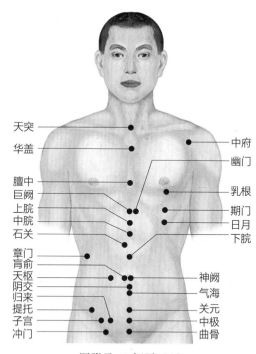

天突
华盖
膻中
巨阙
上脘
中脘
石关
章门
肓俞
天枢
阴交
归来
提托
子宫
冲门

中府
幽门
乳根
期门
日月
下脘
神阙
气海
关元
中极
曲骨

图附录-5　躯干正面

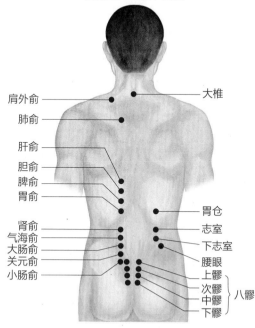

肩外俞
肺俞
肝俞
胆俞
脾俞
胃俞
肾俞
气海俞
大肠俞
关元俞
小肠俞

大椎
胃仓
志室
下志室
腰眼
上髎
次髎　八髎
中髎
下髎

图附录-6　躯干背面

③ 乳根

胃经穴。部位：乳头直下，第5肋间隙中。

④ 期门

肝经穴。部位：乳头直下，第6肋间隙中。

⑤ 大包

脾经穴。部位：侧卧举臂，在腋下6寸，腋中线上，当第6肋间隙中。

⑥ 日月

胆经穴。部位：仰卧位，在乳头直下方，第7肋间隙中。

⑦ 章门

肝经穴。部位：在第11浮肋游离端之前下缘。

⑧ 中府

肺经穴。部位：前正中线旁开6寸，平第1肋间隙。

⑨ 巨阙

任脉穴。部位：仰卧位，在腹中线上，当脐上6寸外取穴。

⑩ 上脘

任脉穴。部位：仰卧位，在腹中线上，脐上5寸处。

⑪ 中脘

任脉穴。部位：仰卧位，在腹中线上，脐上4寸处，即脐与胸剑联合连线之中点。

⑫ 下脘

任脉穴。部位：仰卧位，在腹中线上，脐上2寸处。

⑬ 神阙（脐中）

任脉穴。部位：脐窝正中。

⑭ 阴交

任脉穴。部位：仰卧位，在腹中线上，脐下1寸处。

⑮ 气海

任脉穴。部位：仰卧位，在腹中线上，脐下1.5寸处。

⑯ 关元

任脉穴。部位：仰卧位，在腹中线上，脐下3寸处。

⑰ 中极

任脉穴。部位：仰卧位，在腹中线上，脐下4寸处。

⑱ 曲骨

任脉穴。部位：前正中线，脐下5寸，当耻骨联合上方。

⑲ 幽门

肾经穴。部位：在脐上6寸，任脉旁开0.5寸处。

⑳ 石关

肾经穴。部位：脐上3寸，任脉（前正中线）旁开0.5寸

㉑ 肓俞

肾经穴。部位：脐孔旁开0.5寸。

㉒ 天枢

胃经穴。部位：脐孔旁开2寸处。

㉓ 归来

胃经穴。部位：脐下4寸，腹中线离开2寸处。

㉔ 子宫

经外奇穴。部位：脐下4寸，前正中线旁开3寸处。

㉕ 提托

经外奇穴。部位：脐下3寸，前正中线旁开4寸处。

26 冲门

脾经穴。部位：平耻骨联合上缘，前正中线旁开3.5寸处。

27 肩外俞

小肠经穴。部位：第1胸椎棘突下，旁开3寸处。

28 肺俞

膀胱经穴。部位：第3胸椎棘突下，旁开1.5寸处。

29 肝俞

膀胱经穴。部位：第9胸椎棘突下，旁开1.5寸处。

30 胆俞

膀胱经穴。部位：第10胸椎棘突下，旁开1.5寸处。

31 脾俞

膀胱经穴。部位：第11胸椎棘突下，旁开1.5才处。

32 胃俞

膀胱经穴。部位：第12胸椎棘突下，旁开1.5寸处。

33 胃仓

膀胱经穴。部位：第12胸椎棘突下，旁开3寸处。

34 肾俞

膀胱经穴。部位：第2腰椎棘突下，旁开1.5寸处。

35 志室

膀胱经穴。部位：第2腰椎棘突下，旁开3寸处。

36 气海俞

膀胱经穴。部位：第3腰椎棘突下，旁开1.5寸处。

37 下志室

经外奇穴。部位：第3腰椎棘突下，旁开3寸处。

38 大肠俞

膀胱经穴。部位：第4腰椎棘突下，旁开1.5寸处。

39 腰眼

经外奇穴。部位：第4腰椎棘突下旁开3.5~4寸之凹陷中。

40 关元俞

膀胱经穴。部位：第5腰椎棘突下，旁开1.5寸处。

㊶ 小肠俞

膀胱经穴。部位：第1骶椎棘突下，旁开1.5寸处。

㊷ 上髎

膀胱经穴。部位：在第1骶后孔中。

㊸ 次髎

膀胱经穴。部位：在第2骶后孔中。

㊹ 中髎

膀胱经穴。部位：在第3骶后孔中。

㊺ 下髎

膀胱经穴。部位：在第4骶后孔中。

㊻ 长强

督脉穴。部位：在尾骨尖端与肛门连线之中点取穴。

四、下肢部常用穴位

（图附录-7～图附录-9）

① 环跳

胆经穴。部位：在臀部外下部，当股骨大转子最高点与骶骨裂

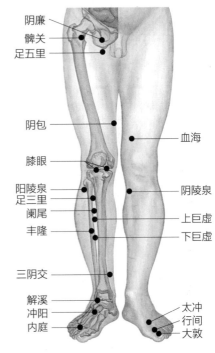

图附录-7 下肢正面

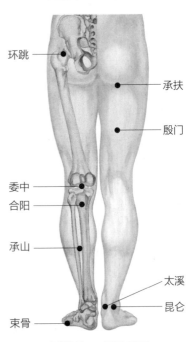

图附录-8 下肢后面

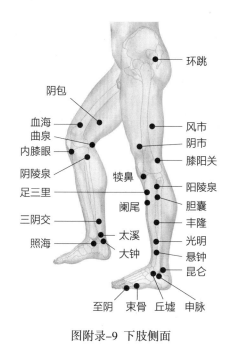

图附录-9 下肢侧面

孔连线的外1/3与内2/3的交点处，侧卧屈腿位取穴。

② 风市

胆经穴。部位：直立，两手下垂，当中指尖处取穴；在大腿外侧，过腘横纹上7寸，股外侧肌与股二头肌之间。

③ 阴廉

肝经穴。部位：在气冲穴（耻骨结节外上方、距腹中线2寸，腹股沟上1寸，动脉内侧）直下2寸处取穴。

④ 足五里

肝经穴。部位：在腿内侧阴廉穴下1寸处。

⑤ 髀关

胃经穴。部位：在髂前上棘与髌骨外缘的连线上，约与耻骨下缘平齐处取穴。

⑥ 阴包

肝经穴。部位：屈膝，在股骨内上髁直上4寸处。

⑦ 血海

脾经穴。部位：屈膝，在髌骨内上缘上2寸，当股四头肌的内侧头隆起处取穴。

⑧ 阴市

胃经穴。部位：在髌骨外上缘上3寸，髂前上棘与髌骨外上缘的连线上。

⑨ 膝眼

经外奇穴。部位：屈膝，于膝关节伸侧面，髌骨下两侧凹陷处。左右计四穴。

⑩ 曲泉

肝经穴。部位：屈膝，在膝关节内侧横纹头上方凹陷处。

⑪ 阳陵泉

胆经穴。部位：在膝下1寸，当腓骨小头前下方凹陷中取穴。

⑫ 阴陵泉

脾经穴。部位：在胫骨内侧髁下缘凹陷处。

⑬ 胆囊穴

经外奇穴。部位：在阳陵泉下1寸左右之压痛最明显处取穴。

⑭ 足三里

胃经穴。部位：在外膝眼下3寸，胫骨前脊外侧1横指处。

⑮ 阑尾穴

经外奇穴。部位：在足三里下1.5～2寸之压痛最明显处取穴。

⑯ 上巨虚

胃经穴。部位：在足三里下3寸，旁开胫骨前脊约1横指处。

⑰ 下巨虚

胃经穴。部位：在上巨虚下3寸，距胫骨前脊约1横指处。

⑱ 委中

膀胱经穴。部位：在腘窝横纹中点。

⑲ 承山

膀胱经穴。部位：用力伸足，在小腿后面正中的"人字纹"凹陷的顶端取穴。

⑳ 丰隆

胃经穴。部位：外踝上8寸，胫骨前脊外侧2横指处。

㉑ 光明

胆经穴。部位：在外踝上5寸，腓骨前缘。

㉒ 悬钟（绝骨）

胆经穴。部位：外踝直上3寸，腓骨前缘。

㉓ 三阴交

脾经穴。部位：内踝高点上3寸，胫骨内侧后缘。

㉔ 解溪

胃经穴。部位：足背踝关节横纹中央。

㉕ 太溪

肾经穴。部位：在足内踝高点与跟腱之间的凹陷中。

㉖ 大钟

肾经穴。部位：在内踝后下方，太溪穴下0.5寸。

㉗ 昆仑

膀胱经穴。部位：外踝与跟腱之间的凹陷处。

㉘ 丘墟

胆经穴。部位：外踝前下方的凹陷处。

㉙ 冲阳

胃经穴。部位：在足背最高处，解溪下1.5寸，有动脉应手。

㉚ 太冲

肝经穴。部位：在足第1、2趾骨结合部前凹陷中。

㉛ 行间

肝经穴。部位：在第1、2趾缝

间后0.5寸处。

㉜ 内庭

胃经穴。部位：在跖趾关节前方，2、3趾缝间的纹头处。

㉝ 束骨

膀胱经穴。部位：在第5跖骨小头后缘，赤白肉际处。

㉞ 大敦

肝经穴。部位：在足踇趾外侧，去趾甲角约0.1寸处。

㉟ 涌泉

肾经穴。部位：在足底的前1/3处，当足趾跖屈时，在足掌凹陷处取穴。

附录二　消除疲劳的常用按摩手法

一、单式手法

指手法名称、操作形式及作用力具有单一性的手法，包括双手在同一部位操作的相同手法。单式手法大体上有以下几种：

① 按法

用手指或手掌的不同部位按压体表的方法。按法又分为指按法和掌按法。

① 指按法

用拇指或余指,两手双指并按或相叠按压体表的方法。(图附录-10)

② 掌按法

用掌根或全掌,单掌、双掌或双掌重叠在一起按压体表的方法。(图附录-11)

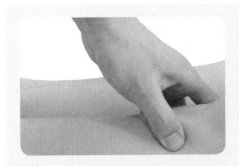　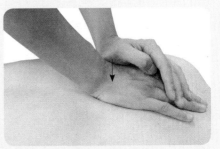

图附录-10 指按法　　　　　图附录-11 掌按法

手法要领 > 着力部位要紧贴体表,不可滑移,按压的方向要垂直,用力由轻到重,忌用猛力按压。

作　　用 > 理气止痛,舒筋活血,整复关节错位,调节内脏功能。

适应部位 > 指按法适用于全身各经穴;掌按法多用于头部、腰部、背部和腹部。

适 应 证 > 头痛、牙痛、胃脘痛、腹胀、腰背痛。

② 摩法

用手指或手掌的不同部位在体表选定部位做有节律的曲线或环形摩动的手法。摩法又分为手指摩法和手掌摩法。

① 手指摩法

手指直伸并拢，用食指、中指、无名指指腹贴于体表一定部位，做有节律的环旋摩动。（图附录-12）

② 手掌摩法

单手或双手五指上翘，掌面贴于体表，或双手合掌做环旋操作。（图附录-13）

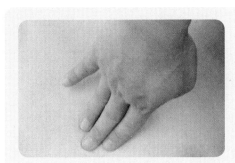
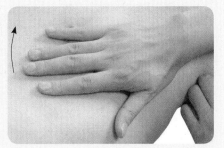

图附录-12 指摩法　　　　　　图附录-13 掌摩法

手法要领 ▶ 腕部放松，肘关节微屈，指掌贴于体表，缓和协调，动作轻柔，用力均匀，速度适宜。

作　　用 ▶ 疏肝理气，健脾消食，疏风散寒，消肿解痉。

适应部位 ▶ 以胸腹和关节等处常用。

适 应 证 ▶ 头痛失眠、胸胁胀满、便秘、泄泻、消化不良。

③ 推法

用手指、手掌或其他部位（如拳、肘等）着力于体表某部，以直线形式朝同一方向推动，返回时不用力，这种方法称为推法。

① 拇指推法

单手或双手拇指指腹着力，往一定方向直推。多用于头面、颈项、背腰部。（图附录-14）

② 掌根推法

以掌根部着力，腕部上翘，五指伸直，以单、双掌根直推分推及叠掌加力推。多用于背腰、臀及下肢部。（图附录-15）

③ 肘推法

屈肘，以鹰嘴部突起着力，向一定方向推进。多用于臀部等肌肉丰厚处。

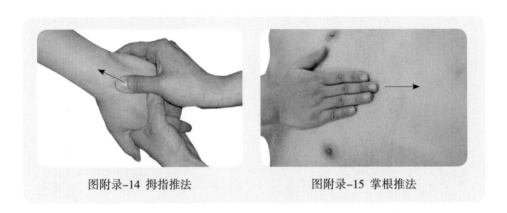

图附录-14 拇指推法　　　　　图附录-15 掌根推法

手法要领 ➤ 操作时指、掌、肘部要紧贴体表，速度均匀，轻重适宜，必须直推，不可斜曲。通常沿着躯体和肢体的长轴推动，或与经络、神经、血管和淋巴管一致。偶有不一致者，常依此选择补泻手法。

作　　用 ➤ 舒筋活络，解除疲劳，解表散寒，消肿止痛。

适应部位 ➤ 全身各部。

适 应 证 ➤ 风湿疼痛，软组织损伤，机体疲劳。

④ 拿法

用拇指与其他四指相对，或用四指与掌根相对用力，在一定部位和穴位上有节律地夹挤提拿施术的手法，称为拿法。（图附录-16）

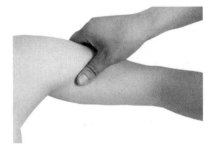

图附录-16 拿法

手法要领 ➤ 用力要由轻到重，达到酸胀感为宜，忌用指甲。

作　　用 ➤ 开窍提神，镇静止痛，祛风散寒，疏经通络。

适应部位 ➤ 头颈、肩、腹、腰背及四肢。

适 应 证 ➤ 感冒，头目眩晕，视神经疲劳，落枕，肩、背腰、腿疼痛。

⑤ 揉法

用指、掌根、鱼际或全掌在一定部位
和穴位上，做旋转和轻柔缓和的揉动，称
为揉法。揉法分指揉法和掌揉法。

① 指揉法

以拇指指腹、指侧着力做回旋揉法，
称为拇指揉法。以其余四指指腹着力而揉
称为指揉法。（图附录-17）

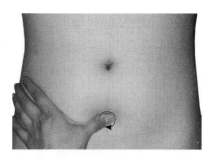

图附录-17 拇指揉法

② 掌揉法

用掌根、鱼际或全掌紧贴应取部位，作环形旋揉，称为掌揉法。

手法要领 ➤ 腕部放松，动作要回旋成圈，柔和深透有节奏。

作　　用 ➤ 消除疲劳，理气止痛。

适应部位 ➤ 全身各部位。

适 应 证 ➤ 肢体麻木、疼痛及胃肠疾患。

⑥ 擦法

用指面、掌根、大小鱼际或全掌，在体表所选部位以直线形式来回疾速摩
擦的手法，称为擦法。擦法包括指面擦法、手掌擦法和合掌擦法。

① 指面擦法

用拇指和其余四指紧贴皮肤往返摩擦，也可双手操作。

② 手掌擦法

用掌根或大小鱼际着力擦之，亦可用双手操作。

(3) 合掌擦法

两手十指交叉成弧凹形，包贴于应取凸起部位，一张一合，迅速开闭。（图附录-18）

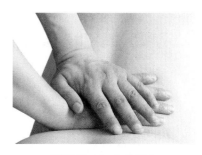

图附录-18 合掌擦法

手法要领 ➤ 用力均匀，压力适度，速度连续轻快、以作用体表皮肤为主，深透性差。避免损伤皮肤。

作 用 ➤ 温经散寒，祛瘀止痛，健脾和胃。

适应部位 ➤ 指、掌擦法多用于肩背、胸腹、腰背及四肢；合掌擦多用于头、项、肩、膝等凸形部位。

适 应 证 ➤ 消化道、呼吸道疾患，久病体虚，风湿痛，颈项痛，四肢酸懒，痛经等。

7 搓法

以两手握住患处，或双手掌面夹住一定部位，相对用力揉搓，称为搓法。搓法分掌搓法和抱搓法。

(1) 掌搓法

两手同时操作，一手握其拇、食指，另一手握住无名、小指，两手相对用力，一前一后交替迅速、灵活搓动。亦可用于搓足掌。

(2) 抱搓法

两手扶抱需搓部位，相对用力揉搓要快，但上下移动要慢，反复操作。可分为大鱼际、小鱼际、掌跟、合掌搓法。（图附录-19）

手法要领 ➤ 双手用力要对称，指、掌、腕配合协调，以发热为度。

作 用 ➤ 调和气血，通经活络止痛。

适应部位 ➤ 腰、背、胁肋部及四肢。

适 应 证 ➤ 指掌麻木，腰、腿、肩、背酸痛及肢体损伤后的功能恢复。

⑧ 点法

用拇指、中指指端或拇、食、中指屈曲的背侧关节着力点穴位或痛点，使之产生酸麻胀痛感觉的方法，称为点法，点法有两种：一是点压住不动，从轻到重维持0.5～2分钟，再由重到轻慢慢松开所点压的部位，这叫静指点法；二是弹指点法，指端对准穴位点下去，停留时间短暂，很快又弹起来，

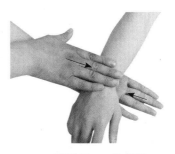

图附录-19　抱搓法

一段每秒钟点2～3下。另外，点法又根据着力部位不同而分为指端点法和屈指点法。

① 指端点法

指端点法包括拇指点和中指点。拇指点是将手握空拳，拇指伸直，用拇指端点压体表；中指点是用食指指腹抵住中指中节，中指端于应取部位、穴位着力点压体表。（图附录-20）

② 屈指点法

屈拇指，用拇指指间关节的屈曲突出部位点压体表；或屈食指，用食指近侧指间关节的屈曲突起部位点压体表；或屈中指，用中指近侧指间关节的屈曲突出部位点压体表。（图附录-21）

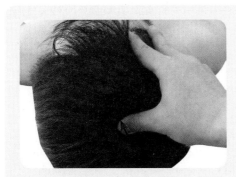

图附录-20　指端点法

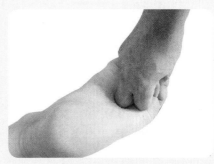

图附录-21　屈指点法

手法要领 ➤ 点穴准确，着力深沉，逐渐施力，忌用暴力。

作　　用 ➤ 舒筋活血，消肿止痛，通关利节，散寒祛湿，疏风通络。

适应部位 ➤ 全身关节窍隙，肌肉较薄的骨缝处。

适 应 证 ➤ 肌肉痉挛，浅表部位感觉迟钝，关节不利，风寒湿痹。

⑨ 擦法

以手与腕部的不同部位，在治疗穴位上，以拳背做连续圆形回环擦动，称为擦法。（图附录-22）

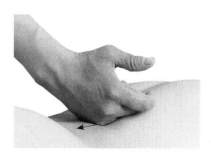

图附录-22 擦法

手法要领 ➤ 肩、腕放松，手背做擦动状，动作协调有节奏，擦动力要均匀，不可忽快忽慢，时轻时重。

作　　用 ➤ 温通经络，调和气血，缓解肌肉痉挛，促进血液循环，消除肌肉疲劳。

适应部位 ➤ 颈项部、肩背部、腰部、臀部及四肢部。

适 应 证 ➤ 运动功能障碍性疾患，肢体麻木，软组织损伤，机体疲劳等。

⑩ 捏法

用拇、食、中三指或拇指与其余四指相对用力提捏某处皮肤的手法，称为捏法。（图附录-23）

① 三指捏法

用拇、食、中三指操作。

② 五指捏法

用拇指与其他四指相对捏住操作。

手法要领 ➤ 捏时用拇指与其他指相对捏住肌肉或肌腱，沿其轮

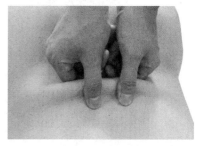

图附录-23 捏法

廓，循其走向，连续移动。单手、双手均可操作。

作　　用 ➤ 疏风解表，散寒止痛，行气活血，舒筋通络。

适应部位 ➤ 全身各部。

适 应 证 ➤ 伤风感冒，落枕项强，活动不利。

⑪ 抖法（抖拉法）

两手握住上肢或下肢远端，微用力做小
幅度上下连续颤动，使关节、肌肉产生松动
感，称为抖法。或患者仰卧位，固定腋窝
部，操作者两手握住患侧踝上，向胸部一
推，随即猛地用力快拉。同法再拉健侧，称
为抖拉法。（图附录-24）

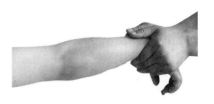

图附录-24 抖法

手法要领 ➤ 抖动速度要均匀，幅度要小，用力不可过大。

作　　用 ➤ 行气血，散瘀结，松解粘连。

适应部位 ➤ 腰及四肢部。

适 应 证 ➤ 急慢性腰软组织损伤，损伤后四肢功能障碍。

⑫ 掐法

以拇、食、中指指端与指甲同时着力，或用中指近端指间关节着力，点掐
于痛点或穴位处，称为掐法。（图附录-25）

① 指尖掐法

用拇指、食指、中指端操作。

② 屈指掐法

将中指屈曲，用突出的近端指间关节着
力掐压。操作时拇指按住已屈曲的中指的末
节指骨，食指和无名指屈曲并夹住中指，以
助发力。

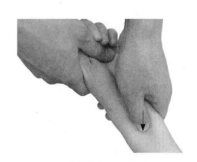

图附录-25 掐法

（3）指切法

用拇指指端切压体表。操作时在肿胀部位的远心端用拇指指端开始切压，慢慢向近心端推移，如此反复进行，至肿胀消散为止。

手法要领 ▶ 发力于腕，运力于指，着力于甲，选穴准确深浅适度。掐毕要逐渐松动，可用揉法缓解掐后反应。

作　　用 ▶ 急救复苏，醒脑开窍，开胸顺气，消肿止痛。

适应部位 ▶ 周身穴位及痛点。

适 应 证 ▶ 晕厥、休克、抽搐、中暑、软组织损伤之肿痛。

13 挤法

用双手十指交叉同时挤压某一部位的手法。（图附录-26）

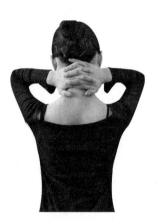

手法要领 ▶ 操作时双手各指插夹挤压，以挤压部酸胀舒适为度。

作　　用 ▶ 舒筋活血，解痉止痛，消除疲劳。

适应部位 ▶ 颈项部、四肢部。

适 应 证 ▶ 颈椎病，颈项及四肢部的疲劳。

图附录-26 挤法

14 振法

用指端或手掌着力于身体某一部位或穴位，做高频率振颤，称为振法。

① 指振法

又称一指禅法，是以拇指端着力，前臂主动左右摇摆带动拇指关节屈伸动作所产生的动力，作用于被按摩部位的手法。（图附录-27）

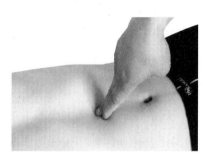

图附录-27 指振法

② 掌振法

用掌的平面紧压应取部位，快速振颤操作，亦可用大小鱼际及掌根部操作。（图附录-28）

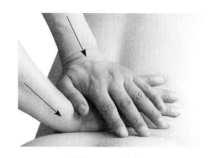

图附录-28 掌振法

手法要领 ➤ 主要依靠前臂和手部的肌肉持续发力，使力量集中于指端或手掌，形成震动力，按摩部位随之而发生震颤。

作　　用 ➤ 通经络，调气血，清头目，利胸膈，镇静安神。

适应部位 ➤ 全身各部经穴。

适 应 证 ➤ 头痛、眩晕、中暑、恶心、失眠、健忘。

⑮ 抹法

用指或掌沿身体某部反复朝同一方向直线抹动，抹动方向与操作时手指方向垂直，如抹眼球和分抹前额等。

手法要领 ➤ 抹法强度不大，作用柔和，常用双手同时操作。

作　　用 ➤ 松展筋肉，消除疲劳，镇静安神，醒脑明目。

适应部位 ➤ 头面部、颈项部及腰腹部。

适 应 证 ➤ 头痛、头晕、颈项强痛、失眠、近视、机体疲劳。

⑯ 拍法

用手指或手掌轻轻拍打体表的方法称为拍法。

① 指拍法

手指张开，指间和掌指关节略微屈曲，用指面拍打应取部位体表。

② 掌拍法

五指并拢，拇指伸直，其余4指关节自然屈曲成45°，形成凹形，以此拍打应取部位体表。

手法要领 ➤ 五指自然并拢，手掌微屈成空心状，拍打时以腕发力，着力时轻巧而有弹性。

作　用 ➤ 消除疲劳，疏通经络，行气活血。

适应部位 ➤ 常用于肩部和躯干部。

适应证 ➤ 肢体麻木、酸胀，局部感觉迟钝，机体疲劳。

⑰ 叩法

用指、掌、拳等快速、有节奏地敲打、叩击体表的方法，称为叩法。

① 指叩法

手腕放松，手指并拢屈曲，指端着力于应取部位叩击。指叩法又分为中指叩和五指叩。中指叩是指中指指尖着力，其余各指半屈成虚拳，以腕部发力叩击；五指叩则是5个手指的指端并拢平齐，以此着力叩击。（图附录-29）

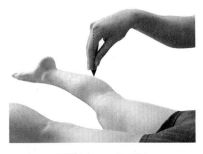

图附录-29 指叩法

② 虚掌叩

五指并拢屈曲，掌心虚空，有节律地上下叩打，可连续操作，亦可双掌同时操作。

③ 掌背叩

手指微屈，掌心向上，单手或双手背叩，亦可交替有节奏地叩，还可双手十指交叉，掌心虚空，掌背着力进行叩击。

手法要领 ➤ 动作轻快，有节奏，有弹性。

作　用 ➤ 消除疲劳，聪耳明目，安神定志，舒筋通络。

适应部位 ➤ 全身各部。

适应证 ➤ 头痛目眩、耳鸣、失眠、关节疼痛、四肢麻木、机体疲劳。

⑱ 摇法

关节被动地作环转动作，称为摇法。

① 颈部摇法

向右摇颈时，操作者以右手托下颌，左手按头顶部，双手同时反方向小幅度地慢慢摇动。待颈项肌肉放松后，使颈部尽可能向右旋转到最大可能范围，维持片刻后使其稍稍回松，随即用右手向右拉下颌，左手向左推头顶，巧劲拨动其颈。向左摇颈时，操作者姿势相反。

② 肩关节摇法

操作者以左手按住患肩上方固定，右手握住患肢腕部作顺时针和逆时针方向的摇动。

③ 肘关节摇法

患者微屈肘，操作者左手托住患肢肘后固定，右手轻握患肢腕部作顺时针和逆时针方向的摇动。

④ 腕关节摇法

操作者左手握住患侧前臂，右手握住患侧手掌顺时针和逆时针方向的摇动。

⑤ 踝关节摇法

患者仰卧，操作者左手托住足跟，右手握住足背，两手同时反方向摇动，使踝关节作顺时针和逆时针方向活动。

⑥ 腰部摇法

患者仰卧，双腿屈曲，操作者立于侧面，双手按住双膝和双踝部进行左右旋转。

手法要领 ➤ 摇动幅度和方向要在生理活动范围内，用力要稳，动作宜缓和。

作　　用 ➤ 滑利关节，舒展肢体，分离粘连。

适应部位 ➤ 颈项部、肩部、腰部及四肢关节部。

适 应 证 ➤ 长时间伏案或做单一动作后的疲劳，关节屈伸不利。

⑲ 捻法

用拇、食指掌面捏住被按摩的手指或脚趾，做上下、左右或前后的搓揉动

作，称为捻法。（图附录-30）

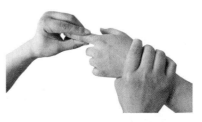

图附录-30 捻法

手法要领 ➤ 要求捻动快而有节律，着力应和缓持续。

作　　用 ➤ 行气活血，疏通经络，消肿止痛，消除疲劳。

适应部位 ➤ 手指、足趾关节。

适 应 证 ➤ 指（趾）关节酸痛、肿胀、麻木和屈伸不利。

⑳ 端法

患者取坐位，操作者用双手抱托住患者头部以拔伸颈部的方法，称为端法。

手法要领 ➤ 用两手拇指分别抵压在左、右风池穴上，两中指分别在太阳穴下方，其他指放在其左、右面部，手掌心贴在两耳周围，然后慢慢将头部向上端提。施用此法，要在做完其他手法后，注意只做到颈部肌肉得到较强牵拉即可，不可将臀部端离坐位。

作　　用 ➤ 牵引颈椎关节。

适应部位 ➤ 头颈部。

适 应 证 ➤ 颈椎病、落枕等。

㉑ 捶法

用拳捶击体表的方法称为捶法。

① 直拳捶法

两手握拳，各指略微分开，将大拇指屈于拳中或垫于食、中指之间。捶时拳眼向上，用拳的尺侧（小指侧）缘着力捶击体表。

② 握拳捶法

两手虚握拳，使食、中、无名指和小指的第二指节背面排齐，用此部位着

力捶于患者体表。（图附录-31）

（3）侧掌捶法

又称劈法。两手各指分开伸直或微屈，以小指的侧面或手的尺侧着力捶击体表。（图附录-32）

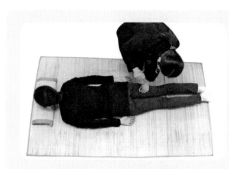 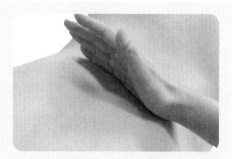

图附录-31　握拳捶法　　　　　　　　图附录-32　侧掌捶法

（4）捶拍器捶法

用海绵或小皮球粘在竹片的一端制成捶拍器，捶击体表。

手法要领 ➤ 以腕发力，由轻而重，由快而慢，或快慢交替进行。动作要协调、灵巧、有弹性，单、双手操作均可。

作　　用 ➤ 消除疲劳，恢复体力，振奋精神。

适应部位 ➤ 多用于四肢及腰背部。

适　应　证 ➤ 四肢及腰背酸痛、麻木、困胀。

22 弹拨法

用拇指或中指较有力地拨动肌腱和腱膜等的手法，称为弹拨法。（图附录-33）

手法要领 ➤ 可按照与肌腱或腱膜垂直方向朝一面弹拨，也可有节律地两面来回弹拨，拨

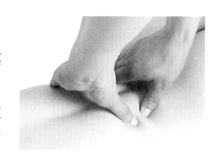

图附录-33　弹拨法

动的幅度不大，但用力要扎实，使被拨肌腱像弓弦一样有一定活动度。

作　　用 ➤ 解除肌腱粘连，解痉镇痛。

适应部位 ➤ 以四肢部位为主。

适 应 证 ➤ 半身不遂，网球肘，四肢疲劳。

㉓ 扳法

用双手相反方向或同一方向用力扳动肢体，称为扳法。

① 扳颈法

一手扶枕后，另一手扶托下颌，双手配合使头颈左右放松自然摆动，有意识地突然向左或向右扳之。

② 扳腰法

以双手的合作扳动腰部。

肩臀扳腰：侧卧位，患侧在上，上腿屈曲，下腿伸直，操作者立于患者背后，一手扶其肩部，另一手扶其臀部，两手同时反方向用力，使腰部旋转到一定程度而扳之，可听到腰椎响声。

俯卧位拉伸扳腰：操作者一手托住患者膝部，缓缓一提一放，另一手在腰部或臀部揉动、按压。

提踝扳腰：俯卧位，操作者一手扶患者腰，另一手提踝（膝），两手向相反方向施力。（图附录-34）

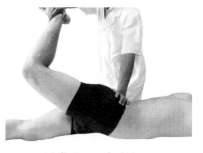

图附录-34 提踝扳腰

③ 扳背法

患者取坐位，两手十指交叉置于项部。操作者两手托住患者两肘，并用一膝顶住背部，令患者前俯后仰，同时深呼吸，做扩胸牵引扳动。

手法要领 ➤ 操作时要在人体的正常生理范围内施力，需用寸劲巧力。

作　　用 ➤ 疏经通络，通利关节，消炎止痛，解除粘连，消除疲劳。

适应部位 ➤ 颈部、腰背部。

适 应 证 ➤ 落枕、颈椎病、腰痛、腰背扭伤。

二、复式手法

指两种以上的单式手法，根据施术灵活变通的特点，有机结合或演变形成的手法。其操作形式及作用力具有复合性。消除疲劳常用的复式手法有：

① 按揉法

按法与揉法的结合。操作时用指腹、掌根、全掌等由轻到重按压某部位，按到一定程度做缓慢揉动，称为按揉法。该法具有理气活血、舒筋定痛、消除疲劳、缓解肌肉痉挛、整复关节错位或调节内脏功能的作用。

② 点揉法

点法与揉法的结合。操作时用拇指、中指指端或拇、食、中指屈曲的背侧关节着力点压穴位或痛点，当点到一定程度做缓慢揉动，或一边点一边揉动，称为点揉法。该手法具有理气活血、散寒解湿、疏风通络、消肿止痛、消除疲劳等作用。

③ 推揉法

推法与揉法的结合。操作时用拇指、掌根或手掌一边做环形旋揉，一边做直线推进，称为推揉法。该法具有理气活血、舒筋通络、解除疲劳、消肿止痛的作用。

④ 推摩法

推法与摩法的结合。操作时用并拢的手指或手掌一边作有节律的环旋滑摩，一边沿直线推进，称为推摩法。该法具有疏风散寒、理气和中、化瘀散肿、舒筋通络、解除疲劳的作用。

⑤ 拿捏法

拿法与捏法的结合。操作时用拇指与其他四指相对用力挤捏并提拿被按摩部位的皮肤和肌肉的手法，称为拿捏法。该法具有行气活血、舒筋通络、提神开窍、解除疲劳的作用。

⑥ 搓擦法

搓法与擦法的结合。操作时多用手指端掌面紧贴应取部位皮肤往返揉搓、摩擦，从轻到重，逐渐增加手法强度，称为搓擦法。该法具有调和气血、通经活络、醒神健脑、缓痉止痛等作用。